뇌파를 알면 사람이 보인다

이승환 저

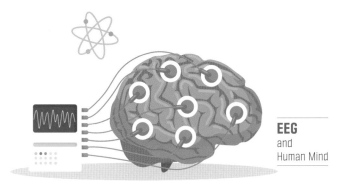

EEG
and
Human Mind

학지사

머리말

바야흐로 디지털 전환이 일어나고 있는 시대이다. 정신건강의학 분야에서도 이러한 물결이 급물살을 타고 있다. 뇌파는 이러한 디지털 전환을 이룰 수 있는 아주 좋은 도구이자 수단이나, 아직까지 그 중요성이 간과되고 있다. 거기에는 여러 가지 이유가 있겠지만, 첫 번째는 뇌파가 오랜 역사를 가진 검사 방법이기 때문이다. 실제로 1875년 동물의 두뇌에서 전기적 현상을 발견한 이래로 1912년 한스 버거(Hans Berger)가 사람의 머리에서 뇌파를 처음 측정하였다. 이처럼 뇌파는 오랜 역사를 가지고 있으나, 사람들은 오래된 것은 좋지 않은 것이라는 편견을 가지고 있는 것 같다. 두 번째는 현대의학에서 뇌파의 사용처가 주로 뇌전증(이전에 간질병이라고 불렸던 뇌 질환)의 진단에 사용되었기 때문이다. 병원에서는 뇌파를 뇌전증에 특화된 검사처럼 사용하였고, 그 사용 범위를 위축시켰다. 세 번째는 2000년대 전까지는 공학 기술의 발전이 느려 뇌파를 이용한 다양한 분석 방법의 기술 발전을 견인하지 못했기 때문이다. 기술적 지원이 없는 방법론은 도태될 수밖에 없다.

하지만 2000년대에 들어오면서 뇌파를 이용한 다양한 분석 기술이 발전하고 있고, 특히 뇌파 신호의 의미와 중요성이 다시 부각되고 있다. 그 첫 번째 원인은 공학기술의 발전이다. 뇌파 분야에서 공학기술 및 인공지능기술의 발전은 눈부시다. 이제 뇌파 신호로 컴퓨터와 인간을 연결하는 기술이 상용화될 수준에 도달했고, 뇌파 신호를 이용한 진단기술도 상용화를 눈앞에 두고 있다. 두 번째는 생체 신호 측정 도구(일명 웨어러블 디바이스)가 빠르게 발전하고 있다는 점이다. 신체에서 나오는 다양한 생체 신호(뇌파, 심박, 체온, 근전도, 피부전도 등)는 미래 사회에서 중요한 건강지표로 사용될 것이 확실하다. 현재 일상생활 속에서 편안하게 측정 가능한 연속 측정 기술이 매우 빠르게 개발되고 있어서 머지않은 시기에 자신의 뇌 건강 및 스트레스 정도를 손쉽게 모니터링하는 시대가 도래할 것이다. 세 번째는 일반 대중이 디지털 전환과 웨어러블 디바이스를 이용한 건강 측정에 긍정적인 태도 변화를 보이고 있는 점이다. 시대적으로 디지털 전환은 시대적 대세이다. 이렇듯 기술, 측정 방법, 사회적 인식 개선 등 3박자가 잘 맞아떨어지는 현재야말로 뇌파를 이용한 정신건강 측정, 평가 그리고 진단적 활용의 적기라고 확신한다.

저자는 2000년 초부터 뇌파를 이용한 정신건강의학 분야 연구에 전념해 온 뇌과학 연구자이자 정신과 의사이다. 16년간 쌓아 온 연구 결과를 바탕으로 2019년 한양대학교 공과대학 임창환 교수와 공동으로 비웨이브(https://bwaveeeg.com/)라는 디지털 헬스케어 컴퍼니를 창업하여 운영하고 있다. 이 책은 임창환 교수와 공동연구한 연구 결과 및 내용이 다수 포함되어 있으며, 또한 뇌파를 이용한 정신건강의학 분야의 다양한 연구를 소개하려고 노력하였다. 연구 결과가 완전히 일치되지 않는 부분이 있는 경우 우세한 연구 결과를 주로 소개하려고 하였으나, 그 반대 의견도 일부 소개하고 있다. 이로 인해 내용의 혼란이 있을 수 있어 미리 독자들에게 양해를 구하는 바이다. 내용을 쉽게 쓰려고 했으나, 쓰다 보니 내용이 많이 어렵고 전문적이 된 것 같다. 아무쪼록 이 책이 수많은 뇌파 관련 정신건강의학 이론과 응용 분야의 기준이 되길 바란다. 또한 향후에는 보다 쉽고 재미있게 읽을 수 있는 후속 책을 낼 생각을 가지고 있다.

마지막으로, 이 책이 나오기까지 책의 편집을 도와준 황현호 군에게 감사의 말을 전하고 싶다. 황현호 군은 성실하고도 꼼꼼하게 책의 전반적인 내용 수정과 그림 수집에 큰 도움을 주었다. 특히 나의 자랑인 임상감정인지기능연구소 연구원들 그리고 창업기업 비웨이브 직원들에게도 이 기회를 빌려 감사의 인사를 전한다. 또한 항상 나를 지지하고 든든한 응원군이 되어 주는 아내와 두 딸에게도 마음 깊이 사랑과 감사를 담아 보낸다.

2023년 2월
저자 이승환

차례

머리말 _ 3

| 01 | 뇌파란 무엇인가 | 11 |

뇌와 뇌파 _ 13

| 02 | 마음의 상태를 알 수 있는 뇌파 | 21 |

1. 정량화 뇌파 _ 23
2. 졸리고 멍할 때 나타나는 뇌파 _ 30
3. 명상과 뇌파 _ 32
4. 알파가 중요한가? _ 35
5. 공부할 때 나타나는 뇌파는? _ 38
6. 긍정적인 사람에서 나오는 뇌파 _ 41
7. 사랑에 빠지면 나오는 뇌파 _ 43
8. 시각 인식 및 정보 처리에 관여하는 뇌파 _ 45

03 마음의 움직임을 알려 주는 뇌파   49

1. 사건 유발 전위 _ 51

2. 나는 예민한 사람인가요? _ 52

3. 똑똑한 사람에서 관찰되는 뇌파 _ 54

4. 사회적 기능이 좋은 사람을 구분해 주는 뇌파 _ 58

5. 실수를 지각할 때 나오는 뇌파 _ 61

6. 사물의 인식과 지각을 정확히 하는 사람인가? _ 63

04 뇌파로 알아보는 정신건강   67

1. 조현병 _ 69

2. 주요 우울증 _ 84

3. 외상후 스트레스장애 _ 92

4. 사회불안장애(사회공포증) _ 98

5. 특정공포증 _ 104

6. 공황장애 _ 106

7. 범불안장애 _ 110

8. 강박장애(강박증) _ 112

9. 주의력 결핍 과잉행동장애 _ 115

10. 경도인지장애와 치매 _ 116

11. 양극성장애(조울증) _ 121

12. 지적발달장애(지적장애) _ 123

13. 자폐스펙트럼장애 _ 125

14. 아동기 학대 _ 127

05 미래의 응용 방향   129

1. 바이오마커 _ 131

2. 뇌지도 _ 132

3. 정신질환의 진단 _ 133

용어 설명 _ 135

참고문헌 _ 137

찾아보기 _ 159

01

뇌파란 무엇인가

뇌와 뇌파

뇌파를 이해하기 위해 우선 뇌의 구조와 기능에 대한 이해가 필요하다. 조금은 어렵게 느껴지더라도 뇌파의 생성원리 등을 먼저 설명하고자 한다. 인간의 뇌는 우주에 존재하는 것 중 가장 복잡한 기관이다. 뇌의 무게는 고작 인체의 3%이지만, 인체 에너지의 17%를 소비한다. 뇌의 가장 중요한 구성요소 중 하나는 신경세포인 뉴런$_{neuron}$이다. 인간의 뇌는 1,000억 개의 신경세포와 100조 개의 연접$_{synapse}$을 가진

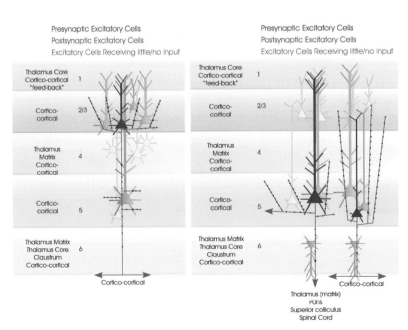

(좌) Layer 2/3층에 존재하는 피라미드 세포, (우) Layer 5층에 존재하는 피라미드 세포

ⓒ Thomson, A. M., & Lamy, C. (2007). Functional maps of neocortical local circuitry. *Frontiers in neuroscience, 2.* pp. 8-10

것으로 추정된다. 반면, 골든 리트리버(개 품종의 하나)의 신경세포는 6억 2,700만 개, 사자는 5억 4,500만 개, 흰담비는 3,900만 개, 고양이는 2억 5,000만 개, 작은 강아지는 4억 2,900만 개를 가진 것으로 보고된다.[1] 신경세포 중에서 대뇌 피질의 피라미드 뉴런$_{pyramidal\ neuron}$은 다이아몬드 모양의 세포체를 가지고 있으며 보통 회색질 layer 6개의 층 중 III 또는 V에 존재한다.

수상돌기$_{dendrite}$는 세포체$_{cell\ body}$에서 뻗어 나가며 나뭇가지처럼 생긴 뉴런의 구성체이다. 이는 종종 뉴런의 귀라고 불리는데, 다른 뉴런으로부터 입력 정보를 받으며 세포체로 신호를 전달해 주기 때문이다. 대부분의 수상돌기는 줄기를 따라 '작은 혹$_{knob}$'을 가지는데 이는 수상돌기 가시$_{dendritic\ spine}$라고 불린다. 각각의 가시$_{spine}$는 또 다른 뉴런으로부터 입력되는 신호를 수신하기 위한 시냅스 후 수용체이다.

축삭$_{axon}$은 아마도 뉴런의 가장 독특한 구조물이다. 축삭 소구$_{Axon\ hillock}$에서 시작하고 짧든 길든 상관없이 척수의 전체 길이에 걸쳐 이어지는데, 축삭은 다른 뉴런 또는 말단 기관까지 신호의 저하$_{degradation}$ 없이 빠르게 신호를 전달할 수 있다. 이러한 이유로 축삭은 종종 뇌의 전화선으로 개념화된다. 일반적인 축삭의 길이는 20~60μm 정도이지만, 길이는 수십 cm에 이르는 것도 있다.[2] 인체에서 가장 긴 축삭을 가진 신경세포는 좌골신경$_{sciatic\ nerve}$이다. 좌골신경을 구성하는 신경세포의 축삭은 1m이상의 길이로 자랄 수 있다. 축삭에는 리보솜$_{ribosome}$이 없어서 단백질 합성을 할 수 없으므로, 축삭 원형질 수송$_{axoplasmic\ transport}$이라 불리는 수송 과정을 통해 물질(다이네인$_{Dynein}$과 키네신$_{Kinesine}$)들을 미세소관

microtubule에서 세포의 먼 끝까지 보낸다.[3] 축삭을 통해 내려온 전기적 신호들은 화학적 신호로 전환되는데, 화학적 신호의 기초를 형성하는 신경전달물질은 소포vesicle에 저장된다. 소포체 내의 물질은 방출되어 시냅스 틈새synaptic cleft를 가로질러 시냅스 후 수상돌기의 수용체로 확산된다. 이러한 전기적 신호와 화학적 신호가 융합되는 곳이 축삭 말단의 시냅스이다. 시냅스는 한 뉴런이 다른 뉴런에 말을 하는 곳이다. 시냅스 전과 시냅스 후 전위의 차이가 뇌파를 생성하는 주 근원이 된다.

　모든 살아 있는 세포는 세포 밖 액체와 비교하면 세포 내 음전하, 대략 신경세포에서 −60mV를 유지한다. 신경세포는 다른 신경 또는 말

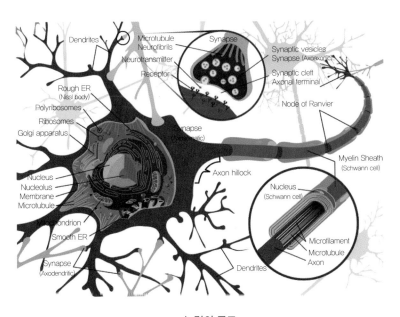

뉴런의 구조

단 기관과 소통하기 위해 탈분극(전하의 빠른 변화)을 사용한다. 이 과정은 두 가지 단계가 있다. 신경은 첫째로 수상돌기를 통해 신호를 전달받는 과정으로 시냅스 후 전위$_{post-synaptic\ potential}$라고 불린다. 둘째, 세포는 입력된 여러 자극을 합하고 이 자극이 충분히 높으면, 자극을 축삭말단으로 전달한다. 이는 활동 전위$_{action\ potential}$라 불린다.[4]

하나의 피라미드 신경세포는 수상돌기와 세포체의 시냅스 후 시냅스(가시)를 통하여 1개당 10만 개의 뉴런으로부터 입력을 받는다. 신경전달물질이 시냅스 후 시냅스$_{post-synaptic\ synapse}$에 결합하면, 이온은 뉴런으로 이동하며 전위를 변화시켜, 더욱 양전하로 또는 더욱 음전하로 만든다. 또는 이것은 탈분극$_{depolarization}$ 또는 과분극$_{hyperpolarization}$이라 불린

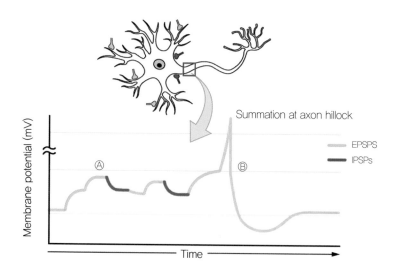

흥분성 시냅스 후 전위와 억제성 시냅스 후 전위

ⓒ Wikimedia Commons

다. Na$^+$과 같은 양이온의 유입은 흥분성 반응인 탈분극을 유발하고, Cl$^-$와 같은 음이온의 유입은 억제성 과분극을 유발한다.

이들은 각각 흥분성 시냅스 후 전위$_{\text{excitatory post-synaptic potentials: EPSPs}}$와 억제성 시냅스 후 전위$_{\text{inhibitory post-synaptic potentials: IPSPs}}$라 불린다. EPSP와 IPSP는 각각 뇌의 가속페달$_{\text{accelerator}}$과 브레이크$_{\text{brake}}$이다. EPSP는 활동 전위를 더 잘 생성하고, IPSP는 활동 전위 생성을 억제한다. 건강한 뇌는 알맞은 균형을 잘 유지하는 상태이다. 만약 지나친 흥분이 있다면, 뇌는 경련을 할 것이다. 만약 과도한 억제가 있다면, 뇌는 느려지고, 심지어 혼수상태가 될 것이다. 우리 중 대부분은 우리 뇌가 낮에는 흥분되고, 밤에는 억제되길 원한다. 이러한 뇌의 흥분과 억제는 뇌파를 이용하면 잘 측정된다.

대뇌 신경세포의 대부분은 회백질$_{\text{gray matter}}$ 영역에 분포하고 있으며, 백질$_{\text{white matter}}$은 서로 다른 피질 신경세포들 간에 정보를 전달하는 신경섬유$_{\text{nerve fiber}}$ 다발로 구성되어 있다. 단일 신경세포에서 발생하는 전류는 그 크기가 너무 작아 내외부에서 발생하는 다양한 잡음$_{\text{noise}}$ 때문에 측정이 불가능하다. 하지만 뇌가 특정한 정신운동을 할 때는 이웃해 있는 많은 신경세포가 동시다발적으로 활성화되는데, 인간과 포유류의 대뇌피질은 피라미드 세포라고 불리는 신경세포들이 대뇌피질 표면에 수직 방향으로 축색돌기를 뻗고 있는 독특한 구조로 되어 있다. 인접한 신경세포들이 평행하게 배열된 상태에서 특정 영역의 세포들이 같은 순간에 활성화되면 신경세포에서 발생하는 전류의 방향이 같아지게 되어 활성화된 신경세포의 수에 비례한 전류의 흐름이 생겨난다. 이렇게 생성된 상대적으로 큰 전류의 흐름이 뇌파이다.

두피에서 측정 가능한 뇌파의 근원

1. 뇌파는 10만 개 정도의 뉴런이 동시에 발화할 경우 발생한다.

2. 신경세포 중 다이아몬드 형태의 피라미드 세포가 뇌파의 주 발생 장소가 된다.

3. 뇌파의 주 근원은 시냅스 후 전위이다.

4. 활동 전위는 진폭은 크지만, 유지기간이 짧아 소거되어 측정되지 못한다.

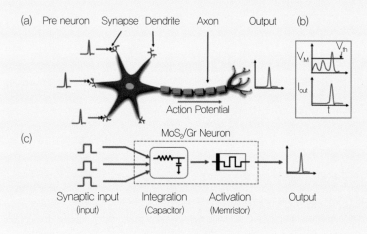

뇌파의 근원

© Kalita, H., Krishnaprasad, A., Choudhary, N., Das, S., Dev, D., Ding, Y., … & Roy, T. (2019). Artificial neuron using vertical MoS2/graphene threshold switching memristors. *Scientific reports, 9*(1), 1-8.

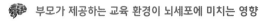

부모가 제공하는 교육 환경이 뇌세포에 미치는 영향

동물실험 연구에서 양육 환경이 뇌 신경 발달에 큰 영향을 준다는 흥미로운 결과들이 존재한다. 새끼 쥐를 철사 우리에서 키우는 경우와 쥐들이 편안하게 느끼는 자유롭고 풍부한 환경에서 키웠을 때 두 비교 집단 간의 새끼 쥐의 뇌 발달은 매우 큰 차이를 보이는 것으로 조사되었다. 즉, 뇌 신경세포의 가지$_{branching}$와 가시$_{spine}$ 형성은 철사 우리에서 자란 쥐와 비교하여 풍부한 환경에서 자란 쥐에서 월등하게 많이 발견되었다(신경세포의 가지와 가시가 많을수록 건강하고 발달이 잘 된 것으로 판단한다). 풍부한 환경에서 자란 쥐는 증가한 뉴런의 (수지상$_{arborization}$이라고도 불리는) 가지를 보인다.[5]

인간에서도 비슷한 결과를 추정할 수 있다. 어린 시절 호기심을 충족해 주는 다양한 경험과 정서적으로 따뜻한 지지 그리고 뇌 발달에 필요한 영양 등이 충분히 공급되는 유복한 환경에서 자란 아이들의 뇌가 그렇지 못한 환경에서 자란 아이들의 뇌보다 훨씬 건강하고 가지와 가시가 많을 것임은 명백하다. 이러한 뇌 신경의 변화는 뇌파로 측정 가능하다.

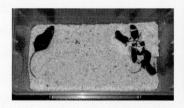 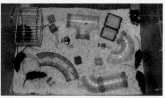

표준 우리 안의 쥐와 풍부한 환경을 제공하는 우리 안의 쥐

© Barone, I., Novelli, E., Piano, I., Gargini, C., & Strettoi, E. (2012). Environmental enrichment extends photoreceptor survival and visual function in a mouse model of retinitis pigmentosa. *PloS one, 7*(11), e50726.

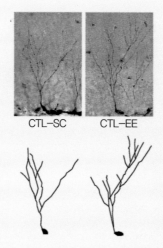

쥐 치아 뇌회(dentate gyrus). 풍부한 환경에서 자란 쥐의 치아 뇌회에서 보다 증가된 신경 발생, 혈관 네트워크, 그리고 수상돌기 복잡성의 증가를 보인다.

* CTL-SC: 우리에서 자란 쥐, CTL-EE: 부유한 환경 속에서 자란 쥐

© Beauquis, J., Roig, P., De Nicola, A. F., & Saravia, F. (2010). Short-term environmental enrichment enhances adult neurogenesis, vascular network and dendritic complexity in the hippocampus of type 1 diabetic mice. *PloS one*, 5(11), e13993.

02

마음 상태를 알 수 있는 뇌파

1. 정량화 뇌파

정량화 뇌파_{Quantitative EEG: QEEG}란 특정 뇌파 파형_{waveform component}의 특성을 관찰하기 위하여 디지털 장비를 이용하여 기록된 뇌파를 수학적으로 변환하여 얻어진 양적_{quantitative} 값을 말한다. 흔히 얻어진 결과를 다른 집단 혹은 정상 데이터베이스와 비교하는 과정을 포함한다(Newer 2006, 위키피디아).

파워 스펙트럼_{power spectrum} 분석을 통해 계산된 뇌파의 각 주파수 밴드에 따른 파워 값을 지칭한다. 이러한 값을 통해 특정 밴드 파워가 정신질환군에서 정상군에 비해 얼마나 낮아졌는지 또는 높아졌는지에 따라 질병의 상태를 분류할 수 있는 가능성을 보여 주고 있는 지표이다. 이러한 정량화 뇌파 데이터는 최근 들어 Fourier transform, wavelet transform, nonlinear analysis, phase synchrony(coherence, phase lag)와 magnitude synchrony (co-modulation/correlation, and asymmetry), event-related potential, cross-frequency (phase-amplitude) coupling, source activity analysis, connectivity analysis, network analysis 등을 이용한 변환을 통해 더욱 폭넓게 활용 및 연구되고 있다.

🧠 정량화 뇌파를 이용한 뇌 기능 이상 부위 검사

정량화 뇌파를 이용하면 뇌 기능의 이상 부위 및 질병과의 유사성 등을 분석할 수 있다. 현재 이러한 뇌파 기술을 이용한 유용한 솔루션을 제공하는 회사들이 등장하고 있다. 뇌파를 이용한 응용 기술은 개인의 뇌 기능이나 상태를 간단히 파악하는 정도에서 로봇 제어 기술, 집중력 훈련이나 의학적 이용까지 그 영역이 다양하다. 이러한 기술은 최근 부상하고 있는 뇌질환 치료용 뇌 자극 기술과 연결되며 뇌 자극을 통한 치료 반응 예측 및 치료 효과 검증 측면에서 새로운 돌파구를 제시해 줄 수 있을 것으로 판단된다.

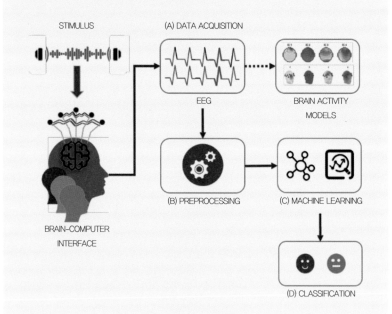

뇌파의 분석 프로토콜

© López-Hernández, J. L., González-Carrasco, I., López-Cuadrado, J. L., & Ruiz-Mezcua, B. (2021). Framework for the classification of emotions in people with visual disabilities through brain signals. *Frontiers in Neuroinformatics*, 12.

뇌의 특정 부위의 기능적 이상을 피질 및 소스 영역 뇌파 분석 기술을 이용하여 쉽게 알아볼 수 있다. 특히 뇌는 각 영역이 신경망으로 서로 연결되어 있으므로 각 영역 및 위치 간 네트워크 분석을 통해 얻어진 정보를 이용하여 뇌 자극술을 적용하면 개인의 치료적 표적target 뇌 영역을 쉽게 파악할 수 있다. 이러한 기술은 향후 매우 유망한 기술로 개인 맞춤형 의학precision medicine뿐 아니라, 공학, 심리, 가상현실 게임, 인공지능 등에 무궁무진하게 이용될 가능성이 있다.

Delta 1~4Hz	깊은 수면상태 및 뇌기능적 기질적 손상을 의미
Theta 4~8Hz	무의식, 최면, 얕은 수면상태, 증가 시 뇌 기능 저하 혹은 극도의 내적 몰입 상태를 의미
Low-Alpha 8~10Hz	평온한 중에 느긋함을 유지하는 상태, 수면상태에 가까움. 증가 시 평온, 내적 감각에 집중 의미
High-Alpha 10~12Hz	평온한 중에 긴장감을 유지하는 상태, 각성 상태에 가까움. 증가 시 긴장감, 외적 자극에 집중 의미
Low-Beta 12~15Hz	주변 상황을 인식하는 상태. 증가 시 긴장, 감소 시 무기력을 의미
Middle-Beta 15~20Hz	학습, 계산 등의 의식 활동을 하는 상태. 증가 시 과각성, 감소 시 집중 저하를 의미
High-Beta 20~30Hz	의식 상태와 정서적으로 긴장 상태에 관여. 증가 시 과도한 불안 및 긴장, 저하 시 무기력 및 집중 저하를 의미
Gamma 30~50Hz	지각 및 각성 과정에 관여. 증가 시 과다한 지각 및 뇌긴장 활동, 저하 시 지각 기능 저하를 의미

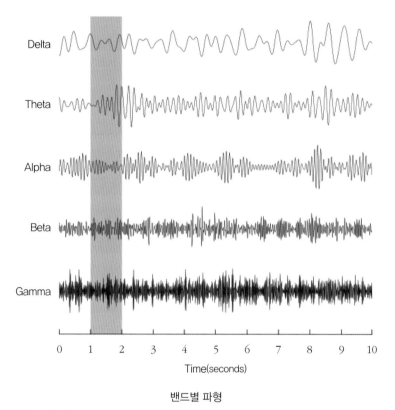

밴드별 파형

© Wikimedia Commons

정량화 뇌파 분석기법 중 하나인 주파수 밴드별 파워Power Spectrum Density: PSD 분석을 통해 각 주파수 밴드의 파워를 구할 수 있는데 각 주파수 밴드가 관여하는 기능은 다음과 같다.

델타delta파의 역할은 많이 연구되어 있지 않지만 주로 깊은 수면 시에 나타나는 파이다. 델타파는 원래 1~4Hz 사이의 주파수를 갖는 것으로 정의되었지만, 최근의 분류에서는 경계를 0.5~2Hz 사이로 설정하기도 한다. 델타파는 전통적으로 묘사된 뇌파 중 가장 느리고 높은 진폭을 보이지만, 최근의 연구에 따르면 더 느린(<0.1Hz) 진동 델타파가 3단계 수면에서 나타나기 시작하고, 4단계에서는 거의 모든 스펙트럼 활동이 델타파에 의해 지배된다는 것이 밝혀졌다. 델타파는 시상thalamus이나 피질에서 발생할 수 있는데 시상과 관련될 때, 망상체reticular formation와 함께 발생하는 것으로 여겨진다.[6] 대뇌피질에서는 시교차상핵suprachiasmatic nucleus이 델타파를 조절하는 것으로 나타났고, 이 부위의 병변이 델타파 활동에 장애를 일으키는 것으로 나타났다.

세타theta파는 졸린 상태를 반영하면서도 기억이나 신경가소성의 활동과 밀접히 연관되어 있으며, 동물의 학습, 기억, 공간 항해를 포함한 인지 및 행동의 다양한 측면의 기저를 이루는 뇌의 신경 진동인 세타 리듬을 생성한다. EEG와 같은 다양한 전기생리학적 방법을 사용하여 뇌 내부 또는 두피에 부착된 전극에서 기록될 수 있다. 해마의 세타 리듬hippocampal theta rhythm은 설치류, 토끼, 강아지, 고양이 및 유대목 동물 등을 포함한 수많은 포유류의 해마 및 다른 뇌 구조에서 관찰될 수 있는 강한 진동이다.[7] 피질의 세타 리듬cortical theta rhythms은 두피 뇌파에서 저주파 성분으로, 보통 사람에게서 기록된다.

알파alpha파는 시각적 억제 기능과 관련되며 그 외 주의 집중 상태, 각성 상태 등과 관련된다. 또한 알파파는 눈을 감고 깨어 있는 이완 상태일 때 후두엽에서 주로 관찰되며, 인간에서 기록된 최초의 뇌의 리듬이나. 알파파는 눈을 떴을 때, 졸고 있을 때, 수면을 취할 때 감소된다. 역사적으로, 알파파는 이완 상태일 때 시각 피질에서의 활동을 나타내는 것으로 여겨졌다. 최근의 논문에서는 알파파의 경우 사용하지 않는 피질의 영역을 억제하거나, 네트워크 조절 및 의사소통의 활성화를 촉진한다고 주장한다. 눈을 감고 있을 때 후두 알파파는 가장 활성화되며, 알파파와 유사한 이형을 뮤파mu wave라고 부르는데 이는 주로 일차 운동 피질에서 발견된다.[8]

　알파파는 각성−수면 주기의 여러 단계에서 출현한다. 가장 널리 연구되고 있는 것은 편안한 정신 상태에서 피험자가 눈을 감고 휴식을 취하지만 피곤하거나 잠들지 않는 상태이다. 이러한 알파파 활동은 시상에서 유래한다는 추측을 하고 있지만, 후두엽에 집중되어 있다. 알파파 활동의 두 번째 발생은 REM 수면 중에 발생한다. 깨어 있는 형태의 알파파 활동과 대조적으로 이 형태는 뇌의 전두 중앙 위치에 있다. REM 수면 중 알파파 활동의 목적은 아직 완전히 이해되지는 않았다. 현재 알파파 패턴은 REM 수면의 정상적인 부분이라는 주장과, 반 각성 주기를 나타낸다는 주장이 있다.

　알파파는 낮은 알파와 높은 알파로 구분하여 보는 것이 그 특성을 구분하는 데 유리하다. 낮은 알파파는 세타파와 특성이 유사하며 높은 알파파는 베타파와 유사한 특성을 보인다.

　베타beta파는 집중 상태, 운동 조절, 인지기능, 불안 등과 관련이 있으며, 뇌에서 12.5~30Hz의 주파수 범위를 가지는 뇌파이다. 베타파는 낮은 베타파(12.5~16Hz, 베타 1), 베타파(16.5~20Hz, 베타 2), 높은 베타파(20.5~28Hz, 베타 3) 등 세 가지로 나눌 수 있다. 베타 상태는 정상적인 각성 의식과 관련된다. 베타파는 흔히 활동적이거나 바쁘거나 불안한 사고 또는 능동적 집중과 관련이 있다.[9] 낮은 주파수 베타는 수동

적인 인식적 불안, 높은 주파수 베타는 보다 능동적이고 지각적·인지
적인 불안과 관련성이 높다.

대뇌 운동 피질motor cirtex에서 뇌파를 측정하면 반대쪽 근육 수축 활동
과 동기화된 베타 밴드(20Hz)의 진동이 관찰된다.[10] 베타파의 활성은
근육 자체의 수축 운동뿐 아니라 체성감각피질somatosensory cortex의 활성과
도 관련된다. 두 마리의 원숭이를 대상으로 Go-Nogo 과제*를 시행한
결과 운동을 준비하는 과정에서는 Go, Nogo 두 가지 조건 모두에서
베타파의 감소가 관찰되었다. 하지만 실제로 운동을 유발하는 결정을
정해야 하는 시기에서는 실제 행동이 유발되는 Nogo 조건에서만 베
타파의 리바운드 현상이 관찰되었다.[11] 이러한 현상은 실제 근육 움직
임 발생이 베타파의 발생과 밀접히 연관됨을 시사한다.

중독 관련 보상 피드백에 관한 연구에서 두 가지의 베타[높은 베타
(낮은 감마) 성분 및 낮은 베타 성분] 구성요소가 밝혀졌다. 높은 베타파
는 낮은 확률로 예상치 못한 이익이 생길 때와 관련되고, 낮은 베타파
는 예상되는 손실과 관련된다.[12]

감마gamma파는 인식, 집중, 기억, 의식 신경가소성과 관련된다고 보
고되고 있다. 또한 감마파 활동은 전운동 피질, 두정엽, 측두엽 및 전
두엽 피질 영역에 걸쳐 감지되고 연구되었다.[13] 감마파는 피질-기저
핵-시상-피질 루프(CBGTC 루프)에 속하는 뉴런의 진동 활동으로 구
성된다. 일반적으로 이러한 활동은 같은 영역에 걸친 알파파 피드백
feedback과 대조적으로 별개의 뇌 영역 간의 피드포워드feed-forward 연결을 반
영하는 것으로 이해된다.

- 상대 파워relative power: 전체 스펙트럼에서 특정 주파수의 절대 파워가 차지하는 비율을 계산하여 얻을 수 있으며, 그 결과값의 단위는 퍼센트가 된다.
- 절대 파워absolute power: 두피에서 바로 측정된 주파수 밴드별 파워를 의미한다. 개인별 두피, 뼈, 경질막dura mater, 연막pia mater, 뇌척수액의 상대적 분포에 의해 진폭 특성이 달라진다.

2. 졸리고 멍할 때 나타나는 뇌파

어떤 사람이 회의 시간에 존다고 생각해 보자. 학생이 수업 시간에 졸음이 쏟아져 졸 때도 마찬가지이다. 이 사람의 뇌파는 주로 세타파 (4~8Hz) 상태일 것이다. 사람이 졸기 시작하면 각성 상태와는 다른 뇌파의 변화가 오기 시작한다. 각성이 잘 되어 있을 때는 높은 알파파와 베타파가 그 사람의 뇌 신경세포에서 많이 나온다. 하지만 졸음이 몰려오면 뇌의 각성도가 감소하고 사람의 뇌 신경은 낮은 알파파를 방출한다. 이 졸음이 잠으로 이어지면 바로 세타파가 나온다. 이러한 뇌의 변화는 뇌파를 실시간으로 측정해 보면 아주 쉽게 판별된다.

이런 멍한 뇌파는 졸릴 때만 나타나는 것은 아니다. 생각을 한곳에 집중하지 못하고 여러 가지 생각을 동시에 해 보자. 이 생각 저 생각이 머리를 스쳐 지나가는 복잡한 상태(일명 브레인포그brain fog: 시간이나 주변 환경을 인식하지 못하고 주의를 기울이기 어려운 현상)에서도 세타파가 증가할 수 있다. 불필요한 생각이 많고 불안하여 생각이 증가하면 베타파가 증가하지만 여러 가지 생각이 많고 근심 걱정이 많아지면서 집중곤란이 생기면 낮은 알파파와 세타파가 증가할 수 있다.

　버스 운전자, 화물차 운전자, 그리고 비행기 조종사들은 고도의 각성 상태를 오래 유지하는 능력을 필요로 한다. 이런 사람들이 운전이나 조종하는 동안 졸음이 오거나 멍해지면 큰일이다. 만약 졸리거나 정신이 멍해지는 상태를 얼른 감지해 낼 수만 있다면 큰 사고를 사전에 방지할 수 있을 것이다. 고도의 각성 상태를 오래 유지하는 능력을 필요로 하는 직업을 가진 사람의 머리에 뇌파 측정 장치를 장착하면 이러한 상태를 미리 감지 및 예측해 낼 수 있다. 다음 그림은 이러한 사용의 예를 보여 준다.

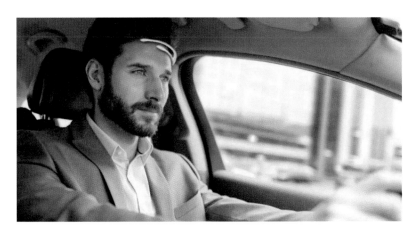

활용될 수 있는 휴대용 뇌파 측정 도구

© EMOTIV Inc.

최근에는 이러한 졸림을 미리 알아내는 장치에서 그치는 것이 아니라 졸림이 감지된 이후 깨우는 장치까지 개발되고 있다. 깨우는 장치로 간단한 전기 자극이나 소리 등이 많이 이용된다. 아마도 가까운 미래에 자동차를 운전할 때마다 반드시 졸음 방지용 헬멧이나 장치를 쓰게 되는 날이 머지않을 것 같다. 자율주행 자동차가 먼저 나올 수도 있으니 괜한 걱정인가?

🧠 세타파는 집중, 학습, 그리고 기억과 관련된다

세타파가 나온다고 모두 부정적인 의미가 있는 것은 아니다. 일례로 정중 세타파midline theta라는 것이 있다. 전두엽 피질의 중앙부인 내측 전두엽과 대뇌전두 피질의 활성은 세타파를 생성해 낸다. 수학문제를 풀거나 기억이 부과되는 정신활동을 하게 되면 정중 전두부 세타파가 증가한다.[14]

변연계 및 해마에서도 세타파가 생성된다. 특히 해마는 기억의 응고화consolidation, 즉 기억을 우리 뇌에 저장하는 기능을 하는 것으로 알려졌다. 이렇게 중요한 부위에서 세타파가 생성된다는 것은 세타파가 기억과 밀접한 관련을 가진다는 것을 의미한다.[15]

3. 명상과 뇌파

최근 명상에 대한 관심이 많아지고 있다. 명상이라는 용어는 광범위하게 사용되고 있는데, 명상은 좌법Asanas; mindful stretching과 호흡 제어Pranayama; mindful breathing를 이용하여 마음 챙김mindfulness 상태와 자아초월transcendence에 이

르는 것을 목표로 한다. 요가, 불교, 국선도, 단월드 및 그 외 명상 관련
수련은 모두 그 수련 방법에서의 차이가 존재하지만, 생리적인 원리는
비슷하다.

　마음 챙김은 지금 이 순간 몸과 마음에서 일어나는 것들을 깨어 있
는 의식으로 온전히 알아차린다는 뜻이다. 우리는 흔히 자신의 부정적
인 생각이나 격한 감정 등에 조종당하고 마음을 놓치는ₘᵢₙₔₗₑₛₛₙₑₛₛ mindlessness 상태에
서 살게 된다. 하지만 세상에서 오는 근심과 걱정을 붙잡아 두지 말고
그것들을 내려놓거나 혹은 그런 생각이 그냥 자연스럽게 흘러가도록
내버려 두는 것, 그냥 흘러가는 걱정과 근심을 제3자적 입장에서 객관
적으로 관찰하는 것 그리고 현재 나에게 일어나는 감각적인 경험(보통
은 호흡 운동과 단전에 모인 기)에 집중하는 상태를 말한다. 1970년대 이
후 임상심리학이나 정신과 영역에서 마음 챙김을 이용한 여러 치료적
유용성에 대한 연구가 진행되었다. 마음 챙김 연습을 하면 개인이 느
끼는 우울증, 스트레스, 불안 그리고 약물 중독 치료에 효과가 있는 것
으로 증명되었다. 또한 정신병적 증상을 가지고 있는 사람에게도 치료
적 효과가 입증되었다. 초월 상태는 흔히 명상의 두 번째 단계이며, 사
고의 과정을 뛰어넘은 단계를 말한다. 이 단계의 명상 상태에서는 흔
히 의식의 흐름이 바다로 흐르는 강과 같이, 점차 평화와 행복한 침묵
의 시기로 진행된다.

　명상을 하게 되면 뇌의 변화가 발생할까? 물론이다. 명상 상태에서
변화하는 뇌 기능을 가장 예민하게 측정해 내는 방법이 바로 뇌파이
다. 명상을 하게 되면 흔히 전두엽의 알파파와 세타파가 증가한다. 오

래된 연구이지만 초월 명상 상태에서 기쁨을 느낄 때 세타파가 강력하게 나타났다는 보고도 있다. 최근에는 이러한 깊은 명상 상태에서 강한 감마파의 존재를 보고하기도 하였다.[16] 즉, 명상의 초보 단계에서는 알파파와 세타파가 증가하는데 명상이 깊어지는 초월 상태가 되면 극도의 세타파 증가나 감마파의 출현이 보고된다. 명상이 단순히 뇌의 긴장을 풀어 주는 이완 상태를 반영하는 것뿐만 아니라 극도의 명상 상태는 오히려 극도의 집중 상태와 비슷하다는 것이다. 최면 상태에서

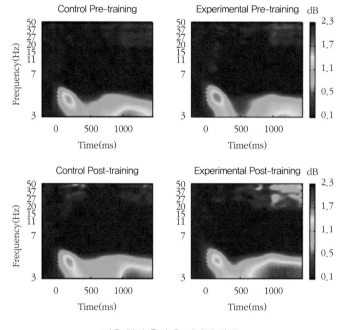

마음 챙김 훈련 후 뇌파의 변화

© Nyhus, E., Engel, W. A., Pitfield, T. D., & Vakkur, I. M. W. (2019). Increases in theta oscillatory activity during episodic memory retrieval following mindfulness meditation training. *Frontiers in human neuroscience, 13,* 311.

정신이 이완된 것 같지만, 극도의 집중 상태가 유지되는 것과 비슷한 현상이다.

2019년에 보고된 마음 챙김과 관련된 뇌파 변화에 관한 연구는 마음 챙김 명상 훈련mindfulness meditation training을 받은 실험군의 왼쪽 두정부 채널left parietal channel에서 증가한 세타 파워를 보고하였다. 또한 마음 챙김 매개 훈련은 일화 기억episodic memory과 관련된 전두엽-두정엽 네트워크 내에서 세타파를 증가시켰다. 이는 노화 또는 진동 활동oscillatory activity 장애 및 기억 손상을 보이는 정신질환 환자들에게 도움을 줄 수 있다는 증거이다.

4. 알파가 중요한가?

알파파는 시각적 억제 기능에 중요하게 작용한다. 즉, 눈을 뜨고 있을 때 시각 피질인 뒤통수 부분인 후두엽의 알파파의 파워가 상대적으로 작게 나타나지만 눈을 감게 되면 크게 나타난다. 눈을 뜨면 알파파가 감소하는 현상을 알파 감쇄alpha attenuation라고 하며 이러한 정상적인 과정에 문제가 있다면 뇌파검사를 통해 뇌 병변을 파악하는 데 유용하게 사용되어 왔다.

알파파는 여러 가지 병적, 심리적 현상을 이해하는 데 이용되어 왔다. 그중 가장 중요하게 간주되어 온 것이 전두엽 알파 비대칭frontal alpha asymmetry이다. 전두엽 알파 비대칭은 주로 주요 우울증의 주요 병리 현상을 연구하는 데 이용돼 왔다. 즉, 주요 우울증 환자들은 건강한 집단에 비해 상대적으로 왼쪽 전두엽의 기능이 저하되어 있고 오른쪽 전두엽의 기능은 증가되어 있다. 이것은 Davidson(2019)의 중요한 이론적 토대에 의해 발전되어 온 개념으로, 왼쪽 전두엽은 긍정 정서$_{positive\ emotion}$, 접근(탐색) 동기$_{approach\ motivation}$, 행동 활성$_{behavioral\ activation}$과 관련되며 오른쪽 전두엽은 부정 정서$_{negative\ emotion}$, 회피(위축) 동기$_{withdrawal\ motivation}$, 행동 억제 $_{behavioral\ inhibition}$와 관련된다는 개념에서 발전된 것이다.[17] 이런 개념이 임상적으로 모두 정확히 적용되지는 않지만, 여전히 이러한 전두엽 알파 비대칭 개념은 매력적으로 받아들여지고 있다. 알파 파워는 상응하는 영역에서의 뇌 활성도와 반비례하는 것으로 이해된다. 그러므로 주요 우울증에서 좌측 전두엽의 기능이 저하되어 있다면, 좌측 전두엽의 알파파는 높아진다. 주요 우울증 환자들에서 보이는 주요 특징인 새로운 것에 관한 관심 및 호기심의 저하는 이렇게 좌측 전두엽 활성도의 저하로 잘 설명된다. 하지만 조심해야 할 것은 모든 주요 우울증 환자에서 이러한 전두엽 알파 비대칭이 일관적으로 관찰되지는 않는다는 점이다. 개인의 차이가 분명히 존재한다.

다음으로 강조할 부분은 알파파를 알파 1(low alpha frequency band: 8~10Hz), 알파 2(high alpha frequency band: 10~12Hz)로 나누어 이해해야 한다는 것이다. 특히 낮은 알파파가 개인의 반응 억제$_{response\ inhibition}$에 아주 중요하게 작용하는 것 같다. 아직은 실험적인 단계이고 증명해야 할 이론들이 많이 남아 있지만 낮은 알파파는 인간 행동 이해에 아주 중요한 이론적 기초가 될 것임이 분명하다. 즉, 알파파가 높은 사람은 침착하고 행동을 억제해야 할 때 억제 반응을 성공적으로 잘 수행하는 데 반해 알파파의 파워가 낮은 사람은 충동적이고 행동 억제를 잘 하지 못한다.

🧠 뇌에 미세전류 자극을 가하면(tDCS를 가하면) 알파파가 감소한다?

경두개 직류 자극법Transcranial Direct Current Stimulation: tDCS은 비교적 최근에 임상적인 사용이 활발해진 뇌 자극 기법의 하나로 약 2mA 정도의 직류 전류를 두피에 흘려 줌으로써 뇌의 기능적 변화를 유발하도록 적용되는 기법이다. 실제active-tDCS 와 허위sham-tDCS를 전두엽에 적용하여 비교했을 때, 왼쪽 배측면 전전두엽 피질 left Dorsolateral Prefrontal Cortex: Left DLPFC에서 실제-tDCS에 반응하여 낮아진 전두부 알파 진폭frontal alpha amplitude이 보였다. 이러한 결과는 특히 양극anodal tDCS를 가하는 두피 영역에서도 관찰되었다. 양극 tDCS가 흥분성 신호를 내보내는 것을 고려해 볼 때 자극 부위에 뇌 신경은 흥분성이 될 것이고 알파파는 감소하는 것이 맞다. 이러한 tDCS의 효과는 침체된 뇌세포를 깨우고 집중력과 기억력 등을 증진하게 시키는 것으로 추정된다.

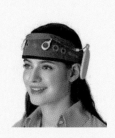
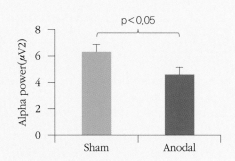

양극 tDCS 적용 후 낮아진 알파 진폭

© Schestatsky, P., Morales-Quezada, L., & Fregni, F. (2013). Simultaneous EEG monitoring during transcranial direct current stimulation. *Journal of visualized experiments: JoVE*, (76). p. 8

명상수련을 오래한 경우 낮은 알파파의 상대적인 증가가 관찰되는 경우가 흔하다. 반면에 높은 알파파의 증가는 영재성을 반영하는 것과 관련되는 경향이 있다.

5. 공부할 때 나타나는 뇌파는?

무엇인가에 집중하거나 공부할 때 나타나는 뇌파는 주로 베타파와 감마파이다. 만약 대학 입시를 앞두고 매우 집중하는 학생들의 머리에서 뇌파를 측정하면 베타파가 강하게 나올 것이다. 하지만 이전에 알았던 기억을 상기recall하거나, 특정 자극을 인식하거나, 머리에 기억된 내용을 재인recognition할 때는 감마파가 많이 나온다. 베타파나 감마파는 앞에서도 설명했지만 고주파 영역의 뇌파이다. 이러한 파가 뇌에서 나오는 상태는 마치 자동차가 고속으로 주행 중인 것과 마찬가지의 상태이다. 뇌에 높은 인지적 부담이 걸리는 상태가 되면 이런 베타파나 감마파가 쉽게 잘 나타나는데, 반면 아무리 노력을 해도 이런 파들이 잘 나타나지 않는 상태도 있을 수 있다. 만약 이러한 고주파 자극을 외부에서 인위적으로 인체(두뇌)에 투여하면 어떤 현상이 생기게 될까? 고주파 자극을 시각적·청각적으로 주면 자연스럽게 뇌가 외부에서 주어진 자극의 주파수와 동기화되는 현상이 관찰된다. 흔히 감마파 (30Hz 이상의 고주파) 영역의 자극을 주고 이에 대한 동기화 정도를 보는데 이를 감마 밴드 동기화gamma band synchronization라고 한다. 이러한 감마 밴

드 동기화는 뇌의 인지적 유연성 혹은 효율성을 반영하는 지표라고 할
수 있다. 아직은 연구 단계에 있으나 이러한 감마 밴드 동기화의 파워
가 큰 사람은 인지적 유연성이나 효율성이 클 가능성이 있다.

　수능에서 전국 수석을 하는 학생들의 뇌파를 재 보면 이러한 감마파
동기화가 높게 나오지 않을까? 아직은 가설적인 단계이지만 그럴 가
능성이 있어 보인다. 최근에 이러한 이론적 토대 위에 뇌 가소성과 효
율성을 증가시키고 우울증 등 정신질환의 치료에 사용 가능한 뇌 자극
술brain stimulation이 주목을 받고 있다. 경두개 자기 자극Transcranial Magnetic Stimulation:
TMS이나 경두개 직류 자극Transcranial Direct Current Stimulation: tDCS 같은 뇌 자극술이 바
로 그 예이다. 이런 기법에서 어떤 조건의 자극을 주는지에 따라 뇌 활
동은 활성되거나 저하된다. 즉, 불필요하게 증가된 뇌 기능은 저하시
키고 정상적인 기능 수준보다 낮은 뇌 기능은 증진시킴으로써 인지
적 · 정서적 기능을 개선하는 것이다. 이미 정상인과 대학생을 대상으
로 한 많은 연구가 진행되었다.

🧠 **뇌 자극술을 이용해 단기간에 머리를 좋게 할 수 있다?**

tDCS
- 잠이 부족한 정상인에게서 전전두prefrontal tDCS와 카페인의 효과를 비교해 본
  결과, tDCS를 사용했을 때 경계vigilance와 지속적인 주의sustained attention에서 강한
  효과가 나타났다.[18]
- 약한 tDCS(current density, 57 A/)로 사진을 보고 이름을 맞추는 언어 처리
  language processing 능력의 변화를 실험하였다. 왼쪽 후방페리실비안 영역posterior

perisylvian region(베르니케 영역을 포함한 영역)에 시행된 tDCS가 언어 처리 능력을 향상시키는 것으로 나타났다.[19]

- 음극cathodal tDCS를 손상이 있는 두정엽에 적용하였을 때 편측 공간 무시hemispheric neglect 환자 모두에서 증상(공간 무시)의 호전 효과를 관찰하였다.[20]
- 왼쪽 배측면 전전두엽 피질의 tDCS가 작업 기억에 긍정적인 영향을 미치는 것으로 밝혀졌는데, 이런 긍정적 효과는 선택적 주의의 효과에 의해 매개된다.[21]
- 시공간과 집행기능 측정에 대해 오른쪽 두정 간구right intraparietal sulcus에 대한 tDCS의 영향을 조사했다. 연구 결과, 1mA tDCS는 주의 측정에 영향을 주지 않지만 2mA 음극 tDCS는 하향식 주의 제어top-down control of attention를 나타내는 TVA theory of visual attention 지표를 현저하게 증가시켰다. TVA는 관련성이 없는 정보는 무시하는 능력을 나타낸다.[22]
- 정상인에게서 tDCS의 사용은 청각 기억,[23] 작업 기억,[24] 수면 동안의 기억 강화consolidation[25], 학습[26] 등의 인지기능 향상과 관련이 있었다.
- 메타분석 결과, 정상인에서 tDCS의 효용성이 입증되었는데, 높은 전류 밀도current densities와 자극의 오랜 지속longer stimulation이 작업 기억 수행working memory performance 향상에 도움이 되는 것으로 나타났다. 구체적으로, tDCS 사용 후 작업 기억을 측정하는 과제의 정확도accuracy가 높아지고, 반응시간reaction time이 빨라지는 것으로 나타났다.[27]

TMS

- 정상인과 환자 모두에서 고주파 rTMSrepetitive TMS에 따른 인지 수행의 향상은 일관되게 보고되지 않고 있다.[28, 29, 30]
- 온라인 TMS(피험자가 인지적 과제를 수행하는 시점에서 적용되는 TMS)는 언어 처리(대개 왼쪽 반구)와 관련된 페리실비안피질perisylvian cortex of the dominant 영역에 적용되어 뇌전증 환자뿐만 아니라 정상인에게서도 그림 명명picture naming 및 다른 언어 관련 과제의 수행을 쉽게 하는 것으로 보고되었다.[29, 31, 32, 33] 이와

유사하게 온라인 rTMS를 이용하여 정상인에게서 전두엽 피질을 자극한 후에 그림 명명에서의 촉진 효과가 관찰되었다.[34]

• 두정엽의 자극 이후에 정상인에게서 시각적 주의 기능의 향상이 나타남이 보고되었다.[35, 36, 37]

• 많은 연구에서 건강한 젊은 참가자들이 기억 과제를 수행하는 동안 TMS가 사용되었는데, 이러한 연구 중 소수만이 온라인 rTMS를 사용함으로써 작업 기억[38, 39] 또는 일화 기억[40] 형성에 촉진 효과가 있음을 밝혔다.

• 집행기능과 작업 기억이 전두엽 피질에 기인하는 것처럼, rTMS가 이러한 인지 영역에 미치는 유의한 영향을 기대할 수 있다. 그럼에도 여러 연구를 살펴본 결과, 높은 유의성을 나타내지 않는 것으로 밝혀졌다. rTMS는 주로 작업 기억, 인지적 유연성 또는 언어 유창성의 향상에 대해 보고하고 있지만, 문제 해결, 계획 또는 추론에는 영향을 미치지 않았다. 아마도 이러한 고도의 인지 능력은 rTMS에 의해 효과적으로 수정될 수 있는 것보다 더욱 구체적인 활동의 조절modulation을 필요로 하기 때문일 수 있다.[41]

6. 긍정적인 사람에서 나오는 뇌파

긍정적인 사람은 뇌파도 다르게 나올까? 부정적인 정서보다 긍정적인 정서를 연구한 연구는 많지 않다. 하지만 지금까지의 연구 결과를 종합해 보면, 긍정 음악을 들려주면 전두 중앙선의 높은 세타파를 유발하는 것으로 보고되며,[42] 부정 정서를 시각적으로 제시하면 좌측보다는 우측 전두엽의 변화가 강하게 나타나면서 특히 우측 전두 알파파의 상승과 관련 있는 결과가 있었다.[43] 그중 두려움은 좌측 측두엽의 베타파 상승과 관련이 있었으며, 행복은 알파파의 저하, 평화로움은 감마파의 상승 및 알파파의 저하, 슬픔은 좌측 측두엽의 알파파 저하와 관련 있는 결과가 나타났었다.[44]

Hu와 그 동료들(2017)은 기쁨joy, 감사gratitude, 평온serenity, 흥미interest, 희망hope, 자부심pride, 재미amusement, 영감inspiration, 경외awe, 그리고 사랑love 등 10가지의 긍정 정서에 관한 뇌파 연구를 진행하였다.[45] 그 결과, 경외, 감사, 희망, 영감, 자부심은 '격려encouragement'로, 재미, 기쁨, 흥미는 '쾌활함playfulness'으로, 사랑과 평온은 '조화harmony'로 분류될 수 있었으며, 격려 정서는 인지적 처리와 관련된 전두-두정엽의 알파파 및 베타파의 상승과, 쾌활함 정서는 전반적인 세타파의 상승과, 조화 정서는 두정-후두엽의 알파파 상승과 관련을 보였다. 이러한 특징을 기반으로 세 긍정 정서군은 80%의 정확도로 분류되는 결과가 나타났다.

이러한 긍정 정서 중에서도 최근 많은 연구자는 감사라는 정서의 뇌파 특징을 연구하였다. 앞선 연구에서 감사는 인지적 처리와 관련된 알파파 및 베타파와 관련이 있었던 것을 바탕으로, 진민진(2019)은 인지적 요소의 영향을 통계적으로 통제하였을 때에도 감사는 전반적인 알파 1(8~10Hz)의 저하 및 베타 1(12~18Hz)의 상승과 유의한 관련성을 보였다. 이후 감사와 관련된 뇌파의 신호원을 찾아본 결과, 베타 1의 신호원 33개 중 16개가 감사와 유의한 상관을 보였으며, 이러한 신호원에는 변연계 영역과 전전두 영역 등 주요 뇌 영역이 포함되어 있다. 이 뿐만 아니라 감사와 관련된 사건유발 전위 연구 결과, 감사를 일으키는 처치를 받았을 때 더 큰 P3 진폭이 나타났음이 확인되

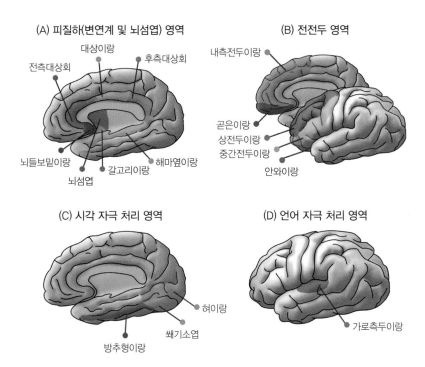

(A) 피질하(변연계 및 뇌섬엽) 영역
대상이랑
전측대상회
후측대상회
뇌들보밑이랑
갈고리이랑
해마옆이랑
뇌섬엽

(B) 전전두 영역
내측전두이랑
곧은이랑
상전두이랑
중간전두이랑
안와이랑

(C) 시각 자극 처리 영역
혀이랑
쐐기소엽
방추형이랑

(D) 언어 자극 처리 영역
가로측두이랑

대인관계 감사 정서와 관련된 베타 1(12~18Hz) 신호원 ROI(Region of Interest)

© 진민진(2019). 감사는 어떻게 경험되고 어떤 결과를 나타내는가?: 대인관계 감사의 인지-정서-행동 모형 및 신경생리학적 기제. 중앙대학교 대학원 박사학위논문.

었다.[46] 일관된 결과를 위해서는 보다 많은 연구 진행이 요구된다.

7. 사랑에 빠지면 나오는 뇌파

사람이 사랑에 빠지면 어떤 뇌파가 나오게 될까? 최근에 이러한 주제에 많은 관심을 두고 연구가 진행되고 있다. 중국의 연구자들은 이

주제로 흥미로운 결과를 발표하였다. 그들은 인간의 긍정적인 정서를 10가지(기쁨, 감사, 평온, 흥미, 희망, 자부심, 재미, 영감, 경외, 사랑)로 분류하고 이러한 긍정적인 정서를 내포하는 평균 69초 길이의 비디오 영상을 보면서 뇌파를 측정하였다. 연구 결과, 사랑의 감정을 내포하는 비디오 영상을 보는 사람을 뇌파를 통해 구분해 낼 수 있었다. 이 연구 결과를 보면 사랑이라는 감정은 감사, 희망, 영감, 흥미, 기쁨과 높은 상관을 보였다. 비록 이 연구에서 사랑은 평온serenity과 더불어 조화harmony 군에 속하는 것으로 분류되었지만, 이러한 감정의 구분은 다분히 실험적인 오류를 가지고 있다. 왜냐하면 사랑은 잔잔한 감정의 표현일 뿐만 아니라 때로는 자기희생 혹은 격정적인 감정적 동요를 포함하는 복합적인 감정이기 때문이다. 연구 결과가 제한적이고, 사랑의 특징을 포괄적으로 이해하고 실험한 것은 아니라고 생각되지만, 연구를 자세히 분석해 보면 사랑은 다른 감정에 비해 알파파 증가 소견을 보이는

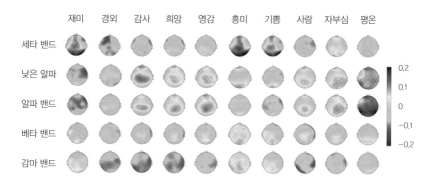

스펙트럼 파워와 10개의 긍정적인 감정 사이의 상관관계

© Hu, X., Yu, J., Song, M., Yu, C., Wang, F., Sun, P., … & Zhang, D. (2017). EEG correlates of ten positive emotions. *Frontiers in human neuroscience, 11*, 26.

것으로 추정해 볼 수 있다.

사랑이라는 감정이 한 가지 요소로 구성된 것이 아니라 다양한 심리적 · 감정적 요소로 구성된다는 점을 고려할 때 사랑은 복잡 미묘한 뇌파 변화 양상으로 나타날 것이다.

8. 시각 인식 및 정보 처리에 관여하는 뇌파

알파 피크 주파수Individual alpha peak frequency(이하 IAPF)는 눈을 감고 충분히 이완되어 있을 때 후두엽, 두정엽에서 뇌파를 통해 주로 관측될 수 있는 가장 강한 알파 진동(주파수 및 파워)으로 정의된다. IAPF는 시각 인식 및 정보 처리에 관련성을 지니고 있는데, 시각적인 표적 자극의 출현 전 알파의 진폭과 위상을 토대로 피험자의 표적 인식 여부를 예측할 수 있는 연구 결과가 바로 그 증거라고 할 수 있다.[47] 이뿐만 아니라 엘리트 운동선수와 중간 정도의 운동선수를 대상으로 다중표적자극 추척과제를 실시했을 때, 엘리트 운동선수군에서 더 높은 정확도와 IAPF를 보인다는 연구 결과도 있다. 즉, IAPF는 주의력 퍼포먼스를 예측할 수 있는 유용한 변수가 될 수 있음을 시사한다.[48]

또한 청년층과 노년층을 대상으로 작업 기억을 평가하기 위해서 숫자세기폭 과제digit span task를 실시한 결과, 노년층에서 IAPF의 주파수가 전두엽의 뇌 영역에서 낮아졌으며, 그에 따라 과제 수행 능력도 낮아진 것으로 나타났다.[49] 뿐만 아니라 연령과 무관하게 전두엽의 IAPF가

1Hz 증가할 때 역방향 숫자세기폭 과제 점수가 0.21점 상승하는 것으로 나타났는데 이는 전두엽의 IAPF가 역방향 숫자세기폭 과제를 유의하게 예측할 수 있는 변수의 역할을 하는 것으로 볼 수 있다. 그리고 알파의 파워는 지능과 강한 정적 상관을 이룬다는 연구 결과도 존재한다. 이 연구에서 알파 2의 파워는 의미 기억 능력을 강조하는 지능 검사와 강한 상관을 나타내며, 알파 1의 파워는 새로운 물체를 학습하는 능력에 초점을 맞춘 지능 검사와 일관된 상관성을 보였다. 이러한 결과를 볼 때 알파 2는 의미 정보를 처리하는 능력과 관련되어 있으며, 알파 1은 새로운 정보를 부호화하는 능력과 연관되어 있다고 결론 지을 수 있다.

조현병 환자들에게서 발견되는 인지 및 인식의 장애에 대한 연구를 살펴보면,[50] 먼저 조현병 환자와 정상 대조군을 대상으로 IAPF를 측정하고, 시각적 주의를 측정하기 위한 지속적 수행 검사Degraded-Stimulus Continuous Performance Test(이하 DS-CPT)를, 전반적 인지 능력을 측정하기 위해 지능 검사Wechsler Adult Intelligence Scale-Ⅲ: WAIS-Ⅲ(이하 Global Cognition)를 실시했다. 그 결과, 조현병 환자들의 평균 IAPF가 정상 대조군에 비해 유의하게 낮음이 밝혀졌다. 뿐만 아니라, 낮은 IAPF는 DS-CPT 검사와 Global Cognition 검사 모두에서 낮은 성취도를 보이는 경향성을 나타냈다. 즉, 높은 IAPF는 시각적인 표적 자극과 비표적 자극을 더 잘 구분해 낼 수 있는 가능성을 시사하며, 더 강한 인지 능력을 보유하고 있을 수 있음을 의미한다. 본 연구에서는 여기에서 한 걸음 더 나아가 DS-CPT 과제로 실시한 시각적 주의 능력이 IAPF와 Global Cognition 사이를 매개하는지에 대해 검정을 시행했는데, 그 결과 DS-CPT 과제로 실시한 시각적 주의 능력이 IAPF와 Global Cognition 사이를 완전히 매개하였다. 이러한 논문의 연구 결과는 느린 알파 진동 사이클이 시각적 변별 능력 손상의 형태로 나타나 조현병 환자들의 전반적인 인지적 결손을 설명한다는 것을 보여 준다.

03

마음의 움직임을 알려 주는 뇌파

1. 사건 유발 전위

사건 유발 전위$_{Event-Related\ Potential:\ ERP}$란 뇌의 내부 동기 혹은 외부에서 오는 자극으로 뇌의 특정 반응이 나타나고 이러한 반응이 뇌파로 표현된 파형을 지칭한다. 유발 전위$_{Evoked\ Potential:\ EP}$는 주로 외부 자극이 유입된 이후 1000ms 이내에서 발생하는 주로 감각 자극에 대한 감각 운동 반사 반응$_{sensory-motor\ reflex\ response}$인 것에 반해, 사건 유발 전위는 비교적 반응 발생 시간이 느리며 뇌의 고위 인지기능의 반응 양상을 표현하는 것으로 이해되고 있다.

이러한 사건 유발 전위는 그 종류가 다양하며, 어떤 자극을 뇌에 주는지에 따라, 또한 어떤 시기$_{time\ range}$에 반응이 나타나는지에 따라 다양한 이름과 별칭으로 불리고 있다. 가장 대표적으로 연구되고 있는 유명한 사건 유발 전위로 P300이 있다. P300은 P3라고 칭해지기도 하는데 주로 뇌의 고위 인지기능의 효율, 인지기능의 효율성을 반영하는 지표로 널리 인정되고 있다. 그 외에도 초기 인지기능의 처리 과정을 반영하는 P50, 인지기능이 뇌의 실질에 처음 도달한 것을 반영하는 P100, N100, 그리고 얼굴 자극 등에 특별히 반응하여 나타나는 N170이 존재한다. 비교적 후기에 나타나는 사건 유발 전위로는 자극의 인식과 기존에 저장된 정보와의 대조와 인출과 관련되는 N250과 이건에 설명한 P300 등이 존재하며, 그 외 여러 고위 인지와 관련된 N400, LPP 등 여러 가지 사건 유발 전위가 존재한다. 사건 유발 전위는 정신 병리의 생물학적 지표로서 활용될 수 있다. 사건 유발 전위는 인지 및 신경학적 과정의 차이, 인지 및 신경학적 과정이 발생하는 뇌 영역 및 시간, 외적으로 측정하기 어려운 상황에서 뇌 변화 등을 관찰할 수 있게 한다.

ERP 분류[51]

초기 성분 (Short latency)	자극이 제시되고 100~200ms 근처에 빠르게 나타나는 성분이다. 이는 초기 감각 처리 단계를 반영하는 파형으로 간주된다. 예: P1, N1, N170
중기 성분 (Middle latency)	자극 제시 후 150~300ms 부근에 나타나는 파형이다. 이는 자극의 정서 구분을 반영하는 것으로 여겨진다. 예: P2, N2, Early Posterior Negativity(EPN)
후기 성분 (Long latency)	자극 제시 300ms 이후에 나타나는 파형이다. 이는 기억과 같은 고차적인 인지기능을 반영한다. 예: N300, p3, Late Positive Potential(LPP)

2. 나는 예민한 사람인가요?

사람에 따라 예민성이 다르다. 시끄러운 환경에서도 아주 잘 자는 사람이 있지만, 아주 작은 바스락거리는 소리에도 예민해서 잠이 들지 못하는 사람이 있다. 이러한 예민성은 주로 신체 감각 기능의 예민성, 즉 청각, 시각, 미각, 후각, 촉각 등 우리 몸이 지니는 여러 감각 기관에 동일하게 적용된다. 즉, 한 가지 감각에 예민한 사람은 다른 신체적인 감각에서도 예민성이 높을 가능성이 높다. 예로, 청각적 예민성이 높은 사람은 시각, 후각, 촉각 등 다른 감각의 예민성도 높다. 또한 신체 감각의 예민성이 높은 사람은 정서적 예민성이 높다는 연구가 발표되고 있다.[52] 정서적 예민성은 정신 상태를 이해하는 데 매우 중요한 병리인자이다. 즉, 같은 스트레스를 받으면 정서적 예민성이 높은 사람은 정서적 예민성이 낮은 사람에 비해 더 쉽고 더 강하게 정서적인 이상 반응이 나타날 수 있다. 즉, 스트레스에 취약하다는 것이다.

청각 자극의 예민성을 나타내는 소리세기의존 사건 유발 전위loudness dependence auditory evoked potential: LDAEP는 이러한 현상을 잘 설명해 주는 사건 유발 전위 중의 하나이다. 소리세기의존 사건 유발 전위는 청각적 예민성을 측정하는 방법이다. 소리세기의존 사건 유발 전위가 높게 나오면 대뇌 세로토닌 활성이 낮은 것으로 보고된다. 반대로 소리세기의존 사건 유발 전위가 낮으면 대뇌 세로토닌 활성은 높은 것으로 보고된다.[53] 대뇌 세로토닌 활성이 감소할 경우 우리 몸의 예민성은 올라가는데 이는 정서적인 부분과 감각적인 부분 모두에서 관찰 가능하다. 즉, 대뇌 세로토닌 활성의 감소는 우울증, 불안증상이 많아지고 정서적인 변동성이 높아지며, 통증 역치가 감소하여 쉽게 통증을 느끼고 이에 따른 신체화somatization 증가와 피부 전도도skin conductance가 증가하는 상태를 유발한다. 같은 조건에서 충동성의 증가가 관찰되는데 운동신경의 측면에서 반응이 빨라지고, 뇌의 활성도가 증가하고, 실수로 반응하는 오반응error response율이 증가한다. 인지적으로는 인지적 오류 빈응이 증가하고 전두엽 기능의 저하와 관련된다.

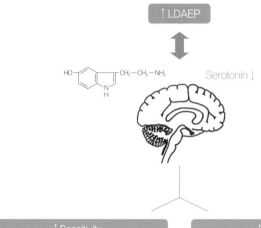

LDAEP는 예민성과 충동성을 반영하며, 둘 모두 조절과 관련된 세로토닌을 공유한다.

ⓒ Kim, J., Jung, W., & Lee, S. (2016). *Clinical Implication of Auditory Evoked Potential Related with Sensitivity and Impulsivity*. P.2 & Esler, M., Alvarenga, M., Barton, D., Jennings, G., Kaye, D., Guo, L., … & Lambert, G. (2022). Measurement of Noradrenaline and Serotonin Metabolites With Internal Jugular Vein Sampling: An Indicator of Brain Monoamine Turnover in Depressive Illness and Panic Disorder. *Frontiers in Psychiatry*, 13.

3. 똑똑한 사람에서 관찰되는 뇌파

세상에는 똑똑한 사람이 많다. 또 똑똑한 사람이 성공한다고 사람들은 믿는다. 똑똑해야 공부도 잘하고 암기도 잘하고 문제 해결도 잘

하고, 어려움을 헤쳐 나갈 힘도 있다고 사람들은 생각한다. 나는 이러한 생각에 100% 동의하지는 않는다. 왜냐하면 이 세상은 논리적이고 지적이고 머리가 좋은 사람이 꼭 성공하지는 않기 때문이다. 성공에는 지적 능력 이외에 인성, 성품, 성격, 도덕성, 직관력, 행운 등 여러 가지 요인이 관여한다. 하지만 흔히 사람들이 생각하는 똑똑한 정신 상태, 즉 효율적이고 빠르게 지각하고 판단하며, 바르게 추론하는 정신기능을 측정하는 뇌파가 있다. 그중에 가장 많이 연구되고 증명된 것이 바로 P300이라는 사건 유발 전위다. P300은 특정 자극이 우리 감각 기관에 제시된 이후 약 300ms 이후에 발생하는 양성 방향의 큰 뇌파 전위를 칭한다. 우리 감각 기관에 제시된 자극은 청각, 시각, 후각, 촉각 등 모든 감각에서 가능하지만, 연구의 용이성을 고려하면 청각과 시각이 가장 많이 연구되고 있다. 즉, 청각 자극을 주고 약 300ms 이후 시각 자극을 주고, 약 300ms 이후에 나오는 양극 전위의 진폭과 잠재기를 측정하는 것이다. 이러한 특정 자극에 반응하여 발생하는 P300을 흔히 P300a(P3a)라고 부른다.

　P300을 실험하는 방법에는 일반적인 자극을 규칙적으로 제시하는 방법이 있고, 오드볼 패러다임에 따라 자극을 제시하는 방법도 있다. 오드볼 패러다임이란 표준 자극standard stimuli을 70~90% 정도 제시하고, 변이 자극deviant stimuli(우리가 알고 싶어 하는 특성이 있는 자극)을 10~30% 정도의 빈도로 세시하되, 표준 자극과 변이 자극은 무작위 순서로 제시하는 것이다. 이럴 때 변이 자극이 유발하는 P300 진폭을 흔히 P300b(P3b)라고 부른다. 이러한 P300 진폭에 대해서는 매우 오랫동안 많은 연

구가 진행되었다. P3a/P3b 모두 노화$_{aging}$와 관련된 인지 능력과 연결된다. 다양한 인지 관련 과제를 할 때에 나이가 들수록 P3a, P3b 진폭$_{amplitude}$이 줄어들고, 잠재기$_{latency}$는 늘어난다.

P300이 나타날 때까지의 시간을 P300 잠재기라고 하며, 그 파형의 높이를 P300 진폭이라고 한다. P300 진폭은 작업 기억에서 할당되는 주의력의 양을 뜻하며, P300 잠재기는 주의력 배분 및 자극을 평가하는 데 걸리는 시간을 가리킨다. 따라서 새로운 자극이 기존의 자극과 다르게 확연한 다른 특징을 가지고 있다면 잠재기가 짧고 진폭이 크게 나타난다.

P300 잠재기는 정보 처리에 걸리는 시간을 반영하는 정신기능의 척도이다. 정상인에서도 노화되어 감에 따라 P300 잠재기가 연장되는 경향이 나타나는 것으로 볼 때 이는 점차적인 신경 퇴행성 과정을 반영하는 것으로도 생각해 볼 수 있다.[54, 55]

P3a와 P3b [56, 57]

P300은 여러 가지 정신질환에서 많은 연구가 이루어지고 있는 지표 중의 하나다. 두 가지 패러다임으로 측정되는데 청각 오드볼 과제$_{auditory\ oddball\ task}$와 이를 변형한 노블티 오드볼 과제$_{novelty\ oddball\ task}$이다. 전자에 의해서 나타나는 P300을 P3b라 하고, 주로 300~500ms에 볼 수 있다. 이것은 주로 작업 기억의 갱신과 주의력 등의 인지기능과 관련이 있다고 알려졌다. 반면, 후자에 의해서 나타나는 P300을 P3a라 하고 주로 200~300ms에 볼 수 있다. 이것 역시 새로운 자극에 대한 반응성과 정보 처리 속도 등의 인지기능과 관련이 있다. 피크는 주로 전두엽 쪽으로 이동되어 나타난다.

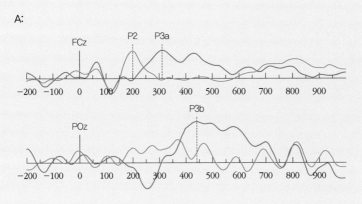

P3a와 P3b

© Braun, A., McArdle, J., Jones, J., Nechaev, V., Zalewski, C., Brewer, C., & Drayna, D. (2008). Tune deafness: processing melodic errors outside of conscious awareness as reflected by components of the auditory ERP. *PLoS One, 3*(6), e2349.

P3a

- 전두엽과 두정엽 사이$_{frontocentral}$ 영역에서 나타나는 양성파$_{positive\ wave}$로, 피크 잠재기$_{peak\ latency}$는 약 250~280ms 사이에서 나타남.
- 주로 과제$_{task}$가 없는 주의 정향$_{attentional\ orienting}$ 또는 환경의 변화로 인한 자동적인 주의 전환과 관련됨.
- 새로운$_{novel}$ 자극에 대한 주의 초기의 초점 주의$_{focal\ attention}$를 반영함.

P3b

- P3b는 주로 두정부$_{parietal}$ 영역에서 가장 뚜렷하게 나타나는 양성파로, 피크 잠재기는 약 300~600ms 사이에서 나타남.
- 기억 업데이트$_{memory\ updating}$를 위해 주의 관련 자원$_{resource}$이 할당되었을 때 발생.
- 특정 행동 반응을 요구하는 과제에서 표식에 내린 반응으로 나타남.

4. 사회적 기능이 좋은 사람을 구분해 주는 뇌파

사회적 기능social functioning을 뇌파로 측정할 수 있을까? 놀랍게도 그럴
수 있다는 연구 보고들이 존재한다. 바로 Mismatch Negativity_MMN라는
사건 유발 전위를 이용하면 그것이 가능하다. 청각 MMN은 반복적으
로 들리는 표준 자극과 간헐적으로 들리는 변이 자극의 사건 유발 전
위의 차이(변이 자극−표준 자극)로 계산된다. 이러한 MMN은 예상치
못한 자극을 자동으로 알아차리는 과정에서 일어나는 뇌의 활성 신호
를 의미한다. MMN은 피험자에게 집중을 요구하지 않기 때문에 피험
자의 동기 유무에 의해 편향될 가능성이 작다. MMN은 소리 자극 이
후 100~250ms 후에 나타나는 반응으로 자발적인 전주의Pre-attentive 기능
과 관련이 있다고 알려졌다. MMN 생성은 측두엽과 전두엽에 관련이
있다고 알려졌으며 글루타메이트, GABA, 도파민, 세로토닌과의 관련
성이 보고되었다. 연구진들은 이러한 MMN을 조현병 환자군에 적용
하였을 때 환자군에서 유의하게 감소된 MMN이 나타나는 것을 관찰
하였다. MMN의 손상이 심한 환자군의 경우 사회 전반적 기능을 측정
하는 GAF_Global Assessment of Functioning 점수의 하락과 양적 상관을 보였다. 이러
한 결과는 MMN 결손이 조현병 환자의 일상 기능에 전반적인 손상과
관련된 핵심적인 신경생리학적 기능 장애를 나타내는 것을 시사한다.
MMN은 우울증에서 정보 처리 부전을 평가하는 데 유용하다는 결과
들이 있었다.

또 다른 연구에서는 정상군을 대상으로 MMN이 고차 인지기능 및
사회적 기능과 관련이 있는지 확인하는 연구가 시행되었다. 그 결과,
전두-중앙 영역에서 사회적 기능과 MMN 사이의 상관관계가 밝혀졌
는데, 이를 다시 말하면 자동적인 청각 감각 정보 처리의 신경생리학
적 측정이 정상군의 고차 인지 능력 및 사회적 기능과 관련이 있음을

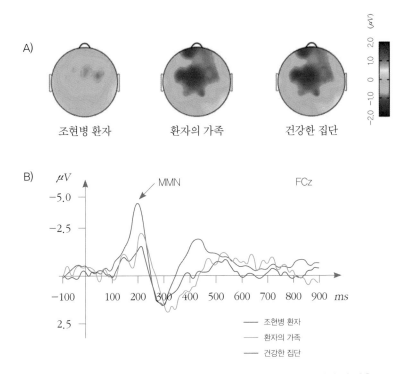

조현병 환자, 환자의 가족, 건강한 집단을 비교한 결과. 조현병 환자군에서 더 낮은 MMN
을 보이고 있다.

ⓒ Lee, S. H., Sung, K., Lee, K. S., Moon, E., & Kim, C. G. (2014). Mismatch negativity is
a stronger indicator of functional outcomes than neurocognition or theory of mind in
patients with schizophrenia. *Progress in Neuro-Psychopharmacology and Biological
Psychiatry, 48,* 213-219.

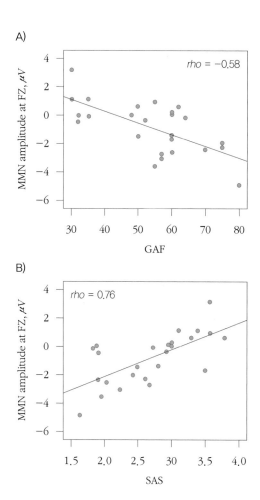

조현병 환자군에서 MMN의 진폭은 사회적 기능 수준을 나타내는 지표인 GAF, SAS_{Social} Adjustment Scale(사회적응척도)와의 의미 있는 상관관계를 보이고 있다.

© Lee, S. H., Sung, K., Lee, K. S., Moon, E., & Kim, C. G. (2014). Mismatch negativity is a stronger indicator of functional outcomes than neurocognition or theory of mind in patients with schizophrenia. *Progress in Neuro-Psychopharmacology and Biological Psychiatry, 48*, 213–219.

뜻한다.[58] 사회적 기능을 정의하기는 어렵고 복잡한 요인으로 구성되어 있으나, 이 연구는 사회적 기능, 즉 사회성이 좋은 사람을 뇌파로 알 수 있다는 사실을 알려 준다.

5. 실수를 지각할 때 나오는 뇌파

사람은 누구나 실수를 한다. 특히 불안해지면 더욱 실수를 더 많이, 더 자주 하게 된다. 골프선수가 우승을 다투는 최종라운드 마지막 홀의 긴장된 순간에 어이없는 샷 실수를 하게 되거나, 야구에서 투수가 공 하나만 잘 던지게 되면 승리가 눈앞에 있는 상황에서 실투하여 역전 홈런을 허용한다거나 하는 일도 이러한 실수와 연관된다. 이런 긴장된 상황에서 실수를 많이 할지 적게 할지 알아내는 뇌파가 있을까? 그런 뇌파가 바로 Error Related Negativity$_{ERN}$이다.

ERN은 실수(에러)를 한 후 약 50ms 후에 전두엽이나 두정엽 부위에서 음의 전위로 피크를 보이는 뇌파 파형을 의미한다. 흔히 전대상피질$_{anterior\ cingulate\ cortex}$의 활성도를 반영하는 것으로 추정된다. 반면에 실수 후 200~400ms 후에 뇌의 약간 뒤 정중앙 부위에서 양성파로 나타나는 파형은 Error Positivity$_{Pe}$라고 칭한다. ERN은 자신이 행한 행동$_{commission,}$ $_{behavior}$이 실수였음을 감지$_{detection}$하는 순간 발생한다. 반면에 Pe는 자신의 실수를 인식$_{aware}$하는 순간 발생한다. ERN은 개인의 차이가 존재하는데 과제 수행에 대한 동기가 클수록 크게 나타나며, 어린이보다 성인에서

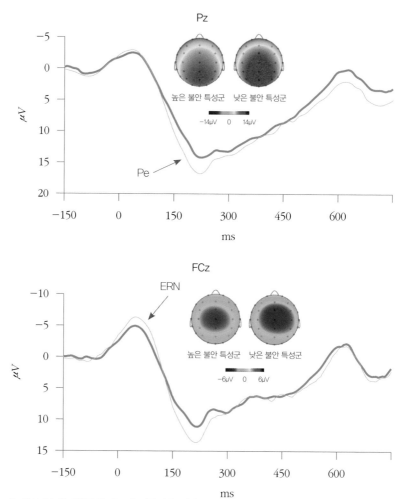

Pe와 ERN. 환자연구와 다르게 정상인을 대상으로 한 연구에서 높은 불안 특성군(굵은 선)이
낮은 불안 특성군(가는 선)보다 PE, ERN 진폭이 낮게 나타남.

ⓒ Hsieh, M. T., Lu, H., Lin, C. I., Sun, T. H., Chen, Y. R., & Cheng, C. H. (2021). Effects
of Trait Anxiety on Error Processing and Post-error Adjustments: An Event-Related
Potential Study With Stop-Signal Task. *Frontiers in Human Neuroscience, 15*, 290.

크게 나타난다. 또한 과제의 난이도에 따라서도 차이가 있는데 과제가 어려워서 자신의 행동이 실수인지 인식하지 못하면 ERN은 작아진다. 자폐나 조현병 환자를 대상으로 진행한 연구에서 ERN은 작거나 나타나지 않았다. 하지만 강박장애나 불안장애를 가진 환자는 높은 ERN 진폭이 관찰된다. 우울증의 경우에서도 ERN은 작게 나타나는데 우울 상태의 변화가 ERN의 변화를 크게 좌지우지하지는 않는 것으로 밝혀졌다. 일반적으로 자신의 행위가 실수인지 알아차릴 수 있는 능력이 있고 이러한 실수를 할까 두려움이 컸을 때 ERN은 크게 나타나는 것으로 해석된다. 불안성향이나 불안장애가 있으면 ERN은 크게 나타난다. 내가 불안한 성향이 큰지 아닌지는 뇌파로 알 수 있다. 하지만 정상인을 대상으로 시행한 연구에서 불안성향이 크다고 ERN이 크게 나타나지는 않았고, 본인이 저지른 실수를 잘 인식하는 능력이 ERN과 관련된다고 하였다.

6. 사물의 인식이나 지각을 정확히 하는 사람인가?

사람들은 참 이상하다. 같은 물체를 보아도 다르게 지각하거나 다른 반응을 보인다. 교실에서 선생님에게 똑같은 지시 사항을 들어도 같은 반 학생들이 모두 동일하게 이해하는 것은 아니다. 이런 현상은 우리 사회 전반에서 다양한 형태로 한결같이 관찰된다. 틀림없이 웃는 사람 얼굴을 보여 주었는데 무서운 얼굴이라고 반응하는 사람도 있다. 중립적인 얼굴을 보여 주면 자신의 마음 상태에 따라 우울한 사람은 우울하다고, 행복한 사람은 행복하다고 반응하는 등 다양한 반응이 나온다. 감정이야 마음 상태에 따라 다르게 반응할 수 있다고 해도 중요한 인지적 정보를 서로 다르게 인식하고 지각한다면 큰일이다. 따라서 입력된 정보에 대한 인식과 지각 능력을 측정하는 뇌파가 있으니 바로 40Hz ASSR이다.

40Hz ASSR은 뇌 신경의 기능 정도와 밀접히 연관되어 있음이 여러 실험 논문을 통해 밝혀졌다. 이 책 제1장에서 설명한 피라미드 뉴런 사이에는 사이 뉴런interneuron이 존재하는데, 이 사이 뉴런의 기능 이상이 40Hz ASSR 이상을 나타낸다는 이론이다. 사이 뉴런의 이상은 유전적

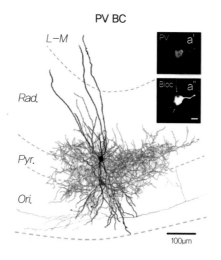

파르브알브민 포함 바스킷 타입 사이 뉴런

ⓒ Booker, S. A., & Vida, I. (2018). Morphological diversity and connectivity of hippocampal interneurons. *Cell and tissue research*, *373*(3), 619-641.

인 변형의 결과에 의해, 혹은 독성/약물학 원인에 의해서도 이상이 발현되며, 이런 사이 뉴런의 이상이 피라미드 뉴런들의 정상적인 조화와 협업을 방해한다. 이렇게 피라미드 뉴런들 간의 협업과 조화가 상실되면 뉴런 간의 불협이 생기고, 이러한 불협은 뉴런이 강하고 명확하게 동시에 발화firing하는 것을 방해한다. 마치 오래된 브라운관 텔레비전 화면을 통해 정보가 전송되듯이 우리는 흐리고 혼탁한 정보를 머릿속에 그려 내게 된다. 하지만 사이 뉴런이 건강하면 우리는 고화질 모니터를 통해 영상 정보를 보듯이 명확하고 또렷하게 정보를 머릿속에 그려 낼 수 있게 된다.

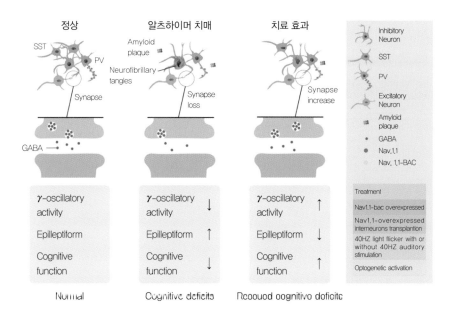

뉴런의 이상이 생리적 변화에 영향을 주어 증상으로 나타나게 되는 과정

© Xu, Y., Zhao, M., Han, Y., & Zhang, H. (2020). GABAergic inhibitory interneuron deficits in Alzheimer's disease: implications for treatment. *Frontiers in neuroscience, 14*, 660.

🧠 **직원을 뽑을 때 면접용으로 시행하면 좋은 뇌파 검사**

성공적이고 효율적인 조직을 만들고 운영하려면 그 조직을 구성하는 구성원들이 좋아야 한다. 어떤 회사이건 좋은 사람을 뽑는 것만큼 중요한 일도 없을 것이다. 좋은 사람의 조건은 여러 가지가 있을 수 있지만, 중요한 것은 지적인 능력뿐 아니라 도덕성, 새로운 조직에 적응하는 능력, 타인과 소통하는 능력일 것이다. 이 외에도 새로운 것에 도전하는 진취성, 문제를 맞닥뜨리게 될 때 발휘되는 문제 해결 능력, 실패가 계속될 때 그 난관을 뚫고 나가는 탄력성 같은 것이 중요하다.

이러한 인간의 지적 능력에 대한 평가를 뇌파로 측정한다면 아주 좋은 평가 도구가 될 수 있다. 실제로 그러한 도구가 존재한다. 인지적인 능력은 P300*, 정서적 안정과 예민성은 LDAEP*, 사회 적응 능력은 MMN*, 정보 지각 처리 능력은 40Hz ASSR*로 측정할 수 있다. IAPF*는 집중력과 작업 기억, 즉 전두엽 기능을 측정할 수 있다. 이러한 ERP 및 QEEG 지표는 현재 정신과적인 문제를 가진 사람, 즉 건강하지 못한 상태 파악에 주로 사용되고 있다. 하지만 반대로 이러한 지표를 건강 상태가 우수한 사람을 평가하는 데 사용할 수도 있다. 미래엔 뇌파로 사람을 평가하는 시대가 도래할 것이다.

*P300: 진폭이 높고 잠재기가 짧을수록 머리가 좋고 유능할 가능성이 높다.
*LDAEP: 안정된 지표를 보일수록 정서적으로 평안하고 안정돼 있을 가능성이 높다.
*MMN: 지표 값이 작아질수록(음성 지표이므로 값의 절댓값이 커질수록) 뇌 가소성과 유연성이 좋을 것이다.
*40Hz ASSR: 감마 밴드 파워 값이 클수록 정보 처리 및 지각 능력이 좋을 것이다.
*IAPF: 집중력, IQ와 관련된다.

04

뇌파로 알아보는 정신건강

1. 조현병

 조현병

    조현병_{schizophrenia}은 비정상적인 사고와 현실에 대한 인지 및 검증력 이상을 특징으로 하는 정신질환이다. 조현병은 증세가 아주 서서히 진행되기 때문에 다른 사람이 알아차릴 만한 증상이 나올 때면 이미 병이 상당히 진행된 상태이다. 그러므로 초기 발병 시점은 전문가가 아니면 판단하기 어려운 경우가 대부분이다. 증상이 충분히 커지면 주된 증상으로는 환청, 망상, 비정상적인 행동, 횡설수설 등의 양성 증상, 감정의 표현이 감소하고 말수가 줄어들며 흥미나 의욕이 없어지는 등의 음성 증상, 그리고 집중력, 실행능력, 단기 기억력 등의 저하를 보이는 인지기능 증상이 명확히 나타난다. 환자의 치료를 위해서는 가장 기본적으로 약물치료가 있으며, 이는 조현병을 일으키는 신경전달 물질(도파민, 세로토닌, 글루타메이트 등)의 이상을 교정하여 회복시켜 주기 때문에 가장 중요한 치료이다. 이 외에 약해진 자아 기능을 회복시켜 주는 지지적 정신치료 및 일상생활 복귀를 위한 사회기술훈련, 각종 요법, 언어 치료 등의 재활 치료가 있다. 조현병은 불치병이 아니며, 제대로 치료를 받으면 기능 회복이 될 수 있는 질환으로, 조현병 증상이 의심되는 경우에는 되도록 빠르게 정신건강의학과 전문의와 상담하여 치료를 받는 것이 중요하다.

1) QEEG

    조현병은 명확한 기질적 · 기능적 이상이 상당부분 밝혀져 있음에도, 병리적인 근거로 진단하지 못하고 외부로 나타나는 증상을 바탕으

로 진단되고 있다. 이러한 문제점을 해결하기 위해서 조현병의 원인이
나 발생기전에 관한 신경생리학적 연구들이 많이 진행되고 있다.

최근의 QEEG 연구들에 따르면, QEEG는 조현병 발병 가능성과 질
병의 상태에 대한 분류 가능성을 보여 주고 있다.[59] 조현병 환자는 정
상인과 비교하면 서파의 증가[60]와 알파파의 저하가 나타난다는 것이
특징적이다.[61] 즉, 델타파(1~3Hz) 및 세타파(3.12~8Hz)의 증가도 뚜렷
이 관찰된다.[62, 63] 이러한 비정상적인 QEEG는 뇌의 모든 영역에서 나

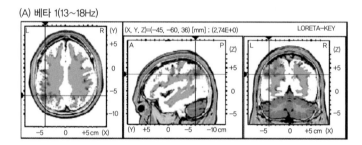

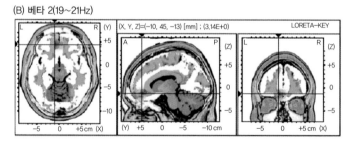

환청이 없는 환자와 비교하여 지속적인 난치성 환청을 경험하는 조현병 환자의 뇌의 활
성화된 부위를 나타낸다. 환청은 위 그림에서 보여지는 뇌 영역에서 발생한다. 환청 발생
에 기여하는 것으로 추정되는 전두엽과 측두엽 영역의 베타파 활성을 보여 주고 있다.

ⓒ Lee, S. H., Wynn, J. K., Green, M. F., Kim, H., Lee, K. J., Nam, M., ... & Chung, Y. C.
    (2006). Quantitative EEG and low resolution electromagnetic tomography (LORETA)
    imaging of patients with persistent auditory hallucinations. *Schizophrenia research*,
    83(2-3), 111-119.

타나긴 하지만 특히 전두엽 부분에서 많이 발견된다.[64] 조현병 환자 중 양성 증상을 주로 보이는 환자와 음성 증상을 주로 보이는 환자의 케이스에 따라 전두엽 쪽 델타파 및 세타파에서 차이가 난다는 연구 결과가 있는데, 이는 QEEG에서 나타나는 패턴을 증상에 대한 지표로 활용할 수 있다는 것을 보여 주는 결과이다.[65] 환청auditory hallucinations을 경험하는 조현병 환자가 환청을 경험하지 않은 조현병 환자 및 정상 대조군보다 좌측 내측 전두엽medial frontal과 좌측 하두정소엽inferior parietal에서 베타파 활성도가 유의하게 증가함을 관찰하였다.[66] 이렇게 조현병 환자에게서 나타나는 비정상적인 QEEG 연구 결과는 조현병 환자 뇌의 비정상적인 활성 및 신경회로 연결성의 저하와 연관이 있다.

2) ERP

(1) P50

같은 자극이 반복되어 제시되면 우리의 감각계는 쉽게 지루해한다. 즉, 첫 자극일 때 강렬한 반응을 보이던 우리 몸의 감각계는 반복되는 두 번째 자극에 매우 감소한 반응 양상을 보이게 된다. 이러한 현상은 우리 몸의 모든 감각 기관(청각, 시각, 촉각, 미각, 후각)에서 공통적으로 관찰되는 현상이다. 가장 쉬운 예는 강한 냄새가 나는 공간에 오래 머물다 보면 냄새에 둔해지고 냄새를 느끼지 못하게 되는 현상이다. 하지만 정신병적 증상을 보이는 환자들은 이러한 반복적인 자극, 예를 들어 백색 소음white noise 노출 상황에 대단히 특이한 반응을 보이는 경우가 있다. 환기를 위한 팬이나 경보등의 깜박임에서 도청 장치나 감시 카메라 소리를 듣거나 택시들의 무작위 움직임에서 자신의 뒤를 쫓는 추적의 느낌을 받거나 휴대폰의 의미 없는 광고 등에서 나를 감시하는 칩이 심어져 있다고 느끼는 것이다.

P50은 이런 반복적이거나 지루한 무작위 반응에 대한 뇌의 반응을 측정하는 방법이다. 주로 청각 자극을 이용하여 뇌의 반응을 측정하게 된다. P50은 특정 자극 후 약 50ms가 지난 후에 발생하는 정파의 정점 positive peak이다. P50은 청각 이중 클릭auditory paired-click 패러다임을 바탕으로 측정하는데, 이 패러다임은 조건화 자극conditioned stimulus인 S1과 시험 자극 test stimulus인 S2를 한 묶음으로 0.1초(100ms) 정도의 간격으로 계속해서 제시하는 방법이다. 건강한 사람에게 이와 같은 청각 자극을 제시할 경우, S1보다 S2에서 크게 작아진(50% 이상 감소된) P50 진폭이 관찰된다. 이러한 현상은 청각 관문auditory gating의 증거라고 추정되고 있다.[67]

조현병 환자는 이러한 관문 기능의 결함을 보이며,[68, 69] 정상적인 S2 진폭 저하가 관찰되지 않는데, 이 때문에 감각과 정보의 과부하 현상을 경험하게 되는 것이다.[70] 조현병의 관문 이상은 조현병 환자의 뇌에서 측두엽과 전두엽 사이의 정보 연결이 끊어진 것을 그 원인으로 설명할 수 있다. 감각 관문 능력이 망가진 조현병 환자에서 P50을 확인해 본 결과, 감각 관문 능력의 지표로 여겨지는 조건화-시험 자극 비율(S2/S1)이 정상인과 비교하면 더 높게 나타났다.[67, 71, 72, 73, 74] 조현병 환자들의 감각 관문 문제로 인하여 발생한 P50 패턴은 전구기prodromal와 초발first-episode 단계에서부터 관찰되며 만성chronic 단계에 이르기까지 지속되는 것

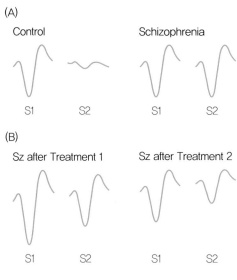

조현병과 정상 대조군의 S1과 S2

ⓒ Smucny, J., Stevens, K. E., Olincy, A., & Tregellas, J. R. (2015). Translational utility of rodent hippocampal auditory gating in schizophrenia research: a review and evaluation. *Translational psychiatry*, 5(6), e587-e587.

으로 연구 결과가 나타났다.[75] 따라서 현재까지 이루어진 연구들을 통해 정상인과는 다르게 나타나는 조현병 환자의 P50 패턴을 보게 되면 P50 감각 관문 결핍이 조현병의 취약성을 나타내 주는 지표로 활용될 수 있다. 내가 혹시 조현병적 증상을 보이는 것이 아닌가 의심하는 사람이 있다면 P50을 측정해 보면서 그 증거를 찾을 수 있을 것이다.

위 그림 중 (A)에서 정상 대조군(왼쪽)은 S1에 비교하여 S2의 진폭이 현저하게 감소함을 보여 주시만, 소현병(오른쪽)에서는 S1과 S2의 진폭 사이의 큰 차이가 없음을 보여 주고 있다. 이러한 현상은 조현병 환자의 청각 관문 이상을 반영하는 결과이다. 조현병 환자를 치료하면 이러한 P50 이상이 정상화될 수 있는데 (B)는 S1의 진폭을 크게 해 주는 치료 방법과 S2의 진폭을 작게 해 주는 치료방법을 적용한 결과를 보여 주고 있다.

(2) P300

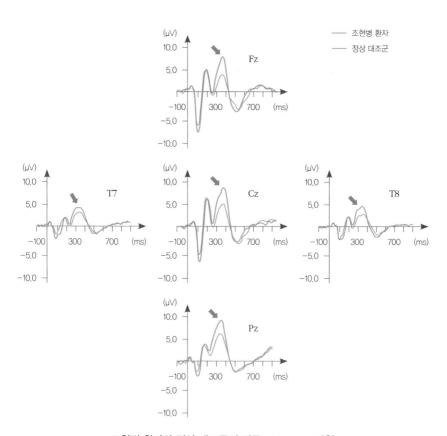

조현병 환자와 정상 대조군의 평균 P300 ERP 파형

ⓒ Kim, D. W., Shim, M., Kim, J. I., Im, C. H., & Lee, S. H. (2014). Source activation of P300 correlates with negative symptom severity in patients with schizophrenia. *Brain topography*, 27(2), 307-317.

P300은 조현병 환자가 정보를 분석하는 과정에서의 이상 여지를 알아보기 위한 방법으로 사용되어 왔다. P300의 감소한 진폭은 조현병에서 가장 많이 보고되는 바이오마커로, 정신병적 위험을 나타내는 주요한 전기생리학적 지표로 주목받고 있다.[76] P300 잠재기는 정보 처리에 걸리는 시간을 반영하는 정신기능의 척도이다. 조현병 환자의 P300 잠재기는 정상인에 비해 증가하며, 이런 현상은 복용하는 항정신성 약물의 영향 때문이라는 보고도 있다.[77, 78] 조현병 환자가 정상인과 비교하여 P300 진폭이 유의하게 낮다는 결과는 매우 반복적으로 보고된다.[76, 79, 80] P300은 시각 또는 청각 자극 모두에서 나타난다. 청각 P300의 비정상은 조현병 전구기와 초발 상태에서 일관되게 보고된다.[81, 82]

(3) MMN

청각 MMN[Mismatch Negativity]은 편안한 휴식 상태에서 예상치 못한 자극으로 발생하는 뇌의 신호이다.[83, 84, 85] 따라서 주의를 집중하지 못하는 수면 중의 신생아,[86] 뇌졸중 환자,[87, 88] 혼수상태,[89, 90, 91] 식물인간 상태[92]의 경우에서도 MMN은 분명하게 나타난다.[93, 94, 95]

MMN의 손상은 유달리 조현병 환자에게서 두드러지게 관찰된다.[96] 일반적으로 건강한 사람은 나이가 들어감에 따라 MMN이 감소하는 경향성을 보이는데, 성인 조현병 환자와 건강한 집단이 MMN을 비교해 보았을 때, 조현병 환자가 전 연령대에서 전체적으로 1 표준편차 정도 낮은 MMN을 보여 주었다.[97] 조현병 환자의 MMN 감소는 일상생활에서의 기능과 공동체 생활에서의 독립성 등의 손상과 큰 관련이 있으며,[58] 특히 사회 인지와 직업적 · 독립적 생활, 사회 또는 가족 네트워크 영역의 기능이 전두엽과 두정엽 사이의_frontocentral_ 전극 부위에서 MMN 감소와 연관이 있는 결과가 나타났다.[98] 최근 연구에서도 MMN이 조현병의 기능적인 측면들과 연관이 있는 것으로 나타났다.[96]

또한 MMN 손상은 조현병 경향을 보이는 고위험군_clinically high-risk individuals_ 에서 누가 정신병적_psychosis_ 발병을 보일지 그 전환되는 과정을 예측하는

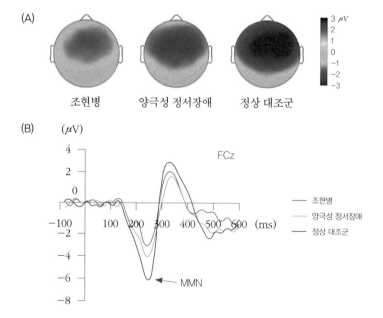

(A) 조현병 환자와 양극성 정서장애 환자, 정상 대조군의 MMN Topographic maps.
(B) FCz에서의 세 집단 MMN 진폭 비교

© Kim, S., Jeon, H., Jang, K. I., Kim, Y. W., Im, C. H., & Lee, S. H. (2019). Mismatch negativity and cortical thickness in patients with schizophrenia and bipolar disorder. *Schizophrenia bulletin*, 45(2), 425-435.

바이오마커로 사용할 수 있는 것으로 나타났다.[99, 100, 101] Laton 등[102]의
연구에서도 P300과 MMN을 통해 조현병 환자군과 정상 대조군을 구
분해 본 결과, 조현병 환자군의 P300과 MMN 결과 양상은 최대 79.8%
의 분류 정확도로 조현병을 분류할 수 있는 것으로 보고되었다.

(4) LDAEP

LDAEP$_{Loudness\ dependence\ of\ the\ auditory\ evoked\ potential}$(소리세기의존 청각유발전위)
는 두피에서 뇌파를 간단하고 편리하게 측정하여 중추 세로토닌 활성
을 예측하는 신경생리학적 접근 방법이다. IDAEP$_{Intensity\ Dependence\ of\ the\ Auditory}$
$_{Evoked\ Potential}$라고도 불리는[103, 104, 105] LDAEP는 보편적으로 다섯 가지 강도
의 청각 자극(예: 보통 50, 60, 70, 80, 90dB)을 주고, 약 100ms와 200ms에
크게 나타나는 자극에 대한 음성 뇌파와 양성 뇌파 진폭 크기를 측정한
다. 이와 같이 청각 자극이 제시된 후 두 가지 파형, 즉 N100과 P200 간
의 진폭 차이를 측정하게 되는데, 청각 자극의 차이에 따른 진폭 값을
선형 회귀$_{linear\ regression}$ 방법으로 분석하여 얻은 기울기 값이 LDAEP이다.
소리의 크기 값이 작으면 진폭 또한 작게 나타나고 소리의 크기 값이
크게 나타나면 진폭도 마찬가지로 크게 나타나게 되어, 자극 처리 예민
성이 높을수록 기울기가 커지게 된다. 기울기가 매우 크거나 작아지게
될 경우 비정상적인 반응으로 여길 수 있다. LDAEP는 세로토닌 신경
이 풍부하게 분포해 있는 1차 청각 피질$_{primary\ auditory\ cortex}$에서 발생한 신호
에 기인하며, 세로토닌과 관련된 피질 감각의 개인적 차이를 반영하는
것으로 여겨진다. 강한 LDAEP 값은 낮은 세로토닌 활성도를 의미하

며, 약한 LDAEP 값은 높은 세로토닌 활성도를 의미하게 된다.[53]

조현병 환자들은 대부분 전구기, 초발, 그리고 만성에서 약한 LDAEP를 보고하였다.[106, 107] 전구기 환자의 LDAEP 값은 10개월 후에도 비슷하게 낮은 수치로 유지되며, LDAEP 값은 음성 증상과 관련성을 갖는 것으로 밝혀졌다. 최근 발병recent-onset과 만성 조현병 환자 사이의 LDAEP 값은 유의한 차이를 나타내었으며, 정상인과 만성 조현병 환자 사이에서도 유의한 차이가 보고되었다.[108] 이러한 결과들은 조현병의 세로토닌 병리가 정신병적 증상이 발병하기 전인 전구기부터 나타나며, 병이 점차 진행되는 과정에서 심각해지는 것으로 이해된다. 따라서 약한 LDAEP는 조현병의 취약성 지표로 추정된다.

대체로 조현병의 병리는 도파민 신경의 기능적 이상으로 이해되어 왔다. 하지만 도파민성 신경 전달 영향 외에도 세로토닌 신경의 기능

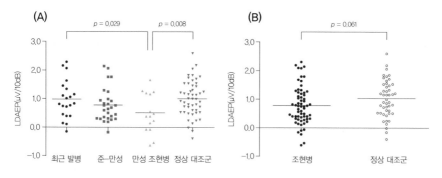

유형별 조현병 환자와 정상 대조군의 LDAEP 비교

© Park, Y. M., Jung, E., Kim, H. S., Hahn, S. W., & Lee, S. H. (2015). Differences in central serotoninergic transmission among patients with recent onset, sub-chronic, and chronic schizophrenia as assessed by the loudness dependence of auditory evoked potentials. *Schizophrenia research, 168*(1-2), 180-184.

변화가 조현병 병리에 중요하다는 연구 결과가 있다.[109] 그동안 세로토
닌 시스템에 영향을 주는 약물, 예를 들면 인돌아민_indoleamines(LSD)과 페
네틸아민_phenethylamines(mescaline)과 같은 약물은 환각제로 정신병과 유사
한 환각을 유발한다.[110] 비정형 항정신성 약물(예: 클로자핀_clozapine)과 선
택적 5HT2A 길항제(예: M 100907)는 NMDA 길항제에 의하여 유도된
정신병적 증상들을 단절시킨다. 환각제들과 NMDA 길항제는 5HT2A
수용체를 자극하여 글루타메이트 전달을 증강한다. 즉, 정신병적 증상
의 유발과 치료에서 5HT2A 세로토닌 수용체의 역할이 중요하다는 것
이다. 조현병 환자의 사후 중추신경계에서 대뇌피질의 5HT2A 수용체
(세로토닌)의 밀도 변화가 관찰되었고,[111] 뇌척수액의 5-HIAA 검사, 유
전 검사, 신경영상에서의 결과들과 사후의 연구들은 조현병에서 증가
한 중추 세로토닌 신경 전달을 보여 주는 것으로[112, 113] 조현병 환자에
서 관찰되는 약한 LDAEP 소견과 상통한다.

(5) 40Hz 청속지속반응

특정 주파수(예: 40Hz)의 청각 자극을 주기적으로 제시하였을 때 특
정 주파수의 뇌파가 동기화되어 증폭되는 반응이 청각지속반응_Auditory
Steady-State Response: ASSR이다.[114] ASSR은 위상 동기화_phase synchronization 및 파워를
통해 분석할 수 있으며, ASSR 지표는 뇌간_brainstem, 시상-피질_thalamo-cortical,
청각 피질_auditory cortex의 신경 활동을 반영한다고 알려졌다[115]

청각 ASSR의 경우 주로 40Hz 주파수 영역에서 인체의 뇌 신경세포
와 잘 동기화되어 가장 높게 나타난다. 40Hz ASSR은 조현병 환자와

건강한 사람에서 차이가 분명하며, 조현병 환자에서 특징적으로 줄어
드는 모양의 유발된 파워와 위상 잠김을 보인다.[116, 117, 118] 40Hz ASSR은
정보의 표현과 통합 과정 중 특히 선택적 주의력, 장기 기억력, 수행
기억과 운동 조절 능력과 관련된 것으로 알려졌다.[119] 감마 밴드 이외

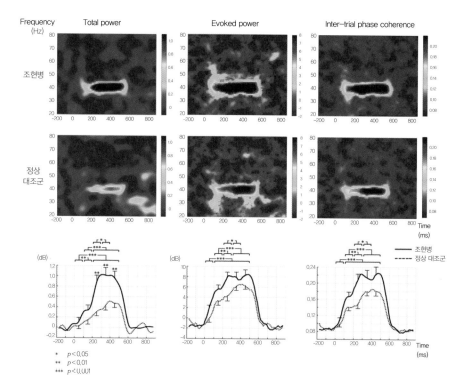

조현병 환자(SZ)와 정상 대조군(HC)의 ASSR 비교. 소리 자극과 자극 사이의 제시 간격이 기존
연구 패러다임보다 길게 주어졌을 경우(3,050~3,500ms) 조현병 환자들에서 정상 대조군보다 큰
ASSR 활성이 보고됨.

ⓒ Kim, S., Jang, S. K., Kim, D. W., Shim, M., Kim, Y. W., Im, C. H., & Lee, S. H. (2019). Cortical
volume and 40-Hz auditory-steady-state responses in patients with schizophrenia and healthy
controls. NeuroImage: Clinical, 22, 101732.

에도 델타 밴드 또한 조현병 환자들을 정상 대조군과 대조했을 때 환자군에서 감소한 파워와 위상 동기화가 보고되었다.[120]

특이하게도 소리 자극과 자극 간의 제시 간격이 길어지면(3,050~3,500ms)에는 조현병 환자에서 정상인보다 큰 ASSR 파워를 보인다.[121]

조현병 환자들의 일차 친족들에게서도 40Hz ASSR 손실이 나타나며, 40Hz ASSR 결손이 유전적 경향성을 반영함을 암시하였다.[122, 123, 124] 40Hz ASSR 감소는 피질성 회로 내의 gamma-aminobutyric acid(이하 GABA)성 억제 조절 기능의 변화가 그 원인으로 보인다.[125] 조현병에서 GABA성 세포의 소실 혹은 NMDA 수용체 조절 장애로 GABA의 기능이 떨어지는 것으로 바라볼 수 있다.[126] 감마 밴드 비정상의 중심 요소는 GABA 신경 전달 물질의 손상, 특히 감마 동기화에 핵심적인 역할을 하는 칼슘-부착성 단백질인 파브알부민parvalbumin을 함유하는 뉴런의 손상으로 밝혀졌다.[126, 127] 이러한 손상을 일으키는 요인으로는 환경적 스트레스, 양육방식, 유전적 돌연변이, 염증, 감염, 환경호르몬, 비타민 결핍 같은 것들이 있다. 현재 파브알부민 함유 신경 기능 이상에 대한 활발한 연구가 진행 중이다.

Hall 등[128]이 조현병과 우울증 그룹을 대상으로 한 전장 유전체 연관 분석Genome Wide Association Analyses; GWAS 결과, 40Hz ASSR의 감마 진동에서 관찰된 단일 염기 다형성Single Nucleotide Polymorphism; SNP 효과가 질병의 심각도를 예측할 수 있었다. 감마 밴드 결손은 만성 조현병 환자뿐 아니라 초발 조현병 환자에게서도 관찰되었다.[119]

3) EEG 네트워크

상호 연결된 복잡한 뇌 연결성을 연구하는 수많은 방법 중에서 그래프 이론$_{graph\ theory}$은 뇌의 해부학적 및 기능적 연결을 분석하는 데 유효한 도구이다. 그래프 이론에 기반을 두는 뇌 신경 네트워크에서 뇌의 각 영역은 점$_{node}$으로 간주하고, 이 절점 간 상호 관계의 여부 및 정도를 선$_{edge}$으로 나타낸다. 이렇게 나타내게 되면서 정보 처리 기능을 수행할 때 어떤 점과 선의 연결성을 계산하여 뇌의 기능을 파악하는 것이다. 뇌 신경 네트워크의 정량화 방법은 먼저 점들 간 협력하여 뭉치는 힘을 나타내는 클러스터링 지수$_{clustering\ coefficient}$와 특정 점 간의 연결 길이를 표현하는 경로 길이$_{path\ length}$ 등이 기본이다. 그 외에 작은 세상 네트워크$_{small\ world\ network}$[129], 네트워크의 차수$_{degree\ of\ network}$, 글로벌 효율성$_{global\ efficiency}$, 사이 중심성$_{betweenness\ centrality}$, 인접 중심성$_{closeness\ centrality}$, 고유 벡터 중심성$_{eigenvector\ centrality}$ 및 리치 클럽$_{rich\ club}$ 분석[130]등이 있다. 뇌파 검사는 fMRI, MEG, MRI와 같은 신경 영상$_{neuro-imaging}$ 기술과 비교하였을 때 뇌영역 간의 거리가 먼 경우에도 시간 변화에 따른 기능적 변화를 예민하게 측정하고 계산해 낼 수 있다. 이렇게 뇌파는 조현병을 포함한 다양한 정신질환의 기능적 연결성 연구에 큰 장점을 보인다.[131]

선행 연구에서는 조현병 그룹의 최적의 네트워크 구성도, 계층적 조직화, 조직망, 국소적 군집도의 감쇄 및 단절을 발견하였다.[132] Shim 등[133, 134]의 연구로는 정상 대조군과 비교하여 조현병 환자군에서 감소한 클러스터링 지수와 증가한 경로 길이가 관찰되었다. 이는 조현병 환자

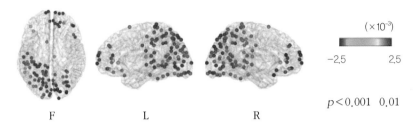

F   L   R

$(\times 10^{-3})$

−2.5   2.5

$p < 0.001$ 0.01

P300 패러다임을 이용하여 신호원의 네트워크 분석을 하였을 때 조현병 환자에서 정상 대조군과 비교하여 네트워크 지표 중 하나인 클러스터링 지수가 감소하는 절점 부위가 표시되어 있다.

© Shim, M., Kim, D. W., Lee, S. H., & Im, C. H. (2014). Disruptions in small-world cortical functional connectivity network during an auditory oddball paradigm task in patients with schizophrenia. *Schizophrenia research, 156*(2-3), 197-203.

군의 작은 세상 기능적 네트워크small world functional network가 심하게 손상되어 있음을 시사한다.

여기서 한 걸음 더 나아가, 조현병 환자의 음성 및 양성 증상의 차이에 관한 여러 연구가 있었다. 양성 조현병 환자군과 비교하여 음성 조현병 환자군에서 더 약화한 기능적 연결성이 EEG를 통하여 관찰되었다.[134] Yin 등 [135]은 조현병 환자 뇌의 기능적 경로 길이를 연구한 결과, 정상 대조군보다 조현병 환자군에서 유의미한 증가를 보였으며, 음성 증상이 우세한 조현병 환자군에서 유의한 증가를 관찰하였다. 경로 길이의 증가는 네트워크의 기능적 통합이 방해 받았음을 나타내고, 더 나아가 기능성의 손상을 반영한다.

현재 기능적 연결성과 뇌 신경 네트워크에 관한 관심과 그 중요도가 점차 증가됨에 따라 관련 연구가 활발하게 진행되고 있기에, 앞으로 조현병 환자를 대상으로 하는 연구 또한 마찬가지로 활발히 시행될 것으로 보인다. 특히 뇌파 신호원 수준의 네트워크 분석을 진행하면 실제 뇌 위치 사이의 기능적 연결성 정도 또는 전반적인 정보 처리 과정 등을 정량적으로 나타낼 수 있기에 조현병 환자의 뇌 네트워크가 정상인에 비교하여 손상된 정도를 쉽게 평가할 수 있다.

결론적으로 조현병에서 지속적이고 일관되게 보고되는 저주파 활성화, P50 진폭 감소, P300 잠재기 증가와 진폭 감소, MMN 진폭 감소, 약한 LDAEP, 40Hz ASSR의 파워나 위상 잠김 감소, 감소한 클러스터링 지수와 증가한 경로 길이 등은 정상인과 조현병 환자를 분류할 수 있는 특징으로 여겨진다. 그러나 조현병은 매우 복잡한 병리를 보이며 한 가지 이론으로 완전히 설명하기 어렵다. 그럼에도 EEG는 조현병뿐만 아니라 여러 다른 신경정신질환에서 진단과 치료 반응성 예측에 유효하게 활용될 수 있는 중요한 지표이다.

2. 주요 우울증

🧠 주요 우울증

주요 우울증major depressive disorder은 슬프거나 우울한 기분의 정노가 시나지게 심한 상태로 오랫동안 지속하여 생각의 내용, 사고 과정, 동기, 의욕, 관심, 행동, 수면, 신체활동 등 전반적으로 정신 기능이 저조한 상태를 의미한다. 이에 2주 이상 지속하는 우울 증상, 식욕 및 수면 문제의 저해, 심한 주관적 고통, 사회적 및 직업적 역할 수행의 심각한 지장, 자살 사고의 지속, 그리고 때에 따라 환각과 망상이 동반되는 일도 있다. 우울증의 치료 중 가장 기본이 되는 치료는 약물치료이며, 항우울제를 사용한다. 보통 4~6주 정도 지나면 충분한 효과가 나타난다. 그러나 약물치료 하나만으로 모든 증상을 이전처럼 해결할 수 있는 것은 아니며, 정신(심리)치료를 병행하며 우울증을 앓았을 당시의 내적 갈등 또는 주변 상황에서의 문제들을 찾고 해결해야 한다. 우울증은 일시적인 우울한 기분이나 개인의 나약함이 아니며, 자신의 의지로 좋아지지 않는다. 이에 치료를 받지 않는다면 몇 개월 혹은 몇 년간 증상이 지속될 수 있으나 시기 적절한 치료를 받게 된다면 대부분의 증상은 호전될 수 있다.

우울증에 관련해서 매우 많은 뇌파 관련 연구들이 진행되고 있다. 예를 들면, 정신 병리의 평가, 자살의 예측, 치료 반응성의 예측 등 뇌파를 통해 진단과 치료를 하기 위한 연구가 많이 발표되고 있다.

1) QEEG

QEEG 연구 역시 치료 반응성과 관련하여 많은 연구가 이루어졌다. 초기 연구자들에 의하면 알파파의 밀도에 따라 치료 반응성이 다르다고 보고하였다.[136] 또 다른 연구에서는 알파파의 증가와 세타파의 감소가 좋은 치료 반응성과 관련이 있다고 하였다.[137] 반면에 뇌 앞부분에서는 세타파의 증가가 좋은 치료 반응성과 관련이 있다는 결과가 있다. 알파파의 비대칭성에 따라 치료 반응성이 달라진다는 보고도 있다. 최근 QEEG cordance 기법이 주목을 받고 있다. 역시 치료 반응성 연구가 많이 이루어졌다. 2일에서 1주일간의 치료 초기에 전전두 피질의 세타파 변화가 있는 환자들이 8주 뒤 치료 반응성 여부를 유의미하게 예측한다는 보고가 있었다. 최근에는 전두엽의 중앙과 전두엽 오른쪽 영역에서 세타파의 이른 변화가 치료 반응성을 예측할 수 있다고 하였다. 하지만 이러한 연구들은 전반적으로 피험자 수가 적고 재현 빈도도 높지 않아 의미 있는 결론을 내리기 위해서는 후속 연구가 더 필요하다.

2) ERP

(1) P50

조현병과 달리 우울증에서는 P50에 관한 연구들이 거의 없다. 하지만 우울증에서도 조현병 환자들과 유사한 결과를 보인다는 연구 결과가 나오고 있다(P50의 생리적·임상적 의미는 조현병 부분 참조). 조현병의 병인론 중 감각 관문$_{sensory\ gating}$ 이론은 조현병 환자들이 외부 환경에서 발생하는 불필요한 자극을 여과하고 제어하는 기능에 장애를 입어 전두엽에 과부하를 일으킨다고 설명한다. 최근 정상 대조군, 치료 저항성 우울증, 치료에 좋은 반응을 보인 우울증 환자 등 세 가지 군을 비교하여 P50을 측정하였다.[138] 우울증 환자는 치료 반응성 여부에 관계없이 정상 대조군에 비해 낮은 S2/S1 비를 보였다. 세 집단 중 특히 치료 저항성 환자들의 결함 정도는 더 심각하였다. 최근 유아를 대상으로 한 P50 연구에서는 놀랍게도 P50의 결함이 있던 만 3~4세 아이들에게서 3년이 지난 뒤 불안, 우울 증상을 예측할 수 있었다.[139] P50이 조현병에서 많이 연구된 것이 사실이지만, 최근 연구 결과들은 도파민과의 연관성은 높지 않고 오히려 세로토닌과의 연관성이 제기되고 있다. 따라서 우울증에서도 P50이 관련이 있을 가능성이 있을 것으로 보인다. 하지만 세로토닌 재흡수 억제제인 대표적인 항우울제인 에스시탈프람이 P50에 영향을 주지 못했다는 결과와 클로자핀이나 온단세트론 ondansetron 같은 세로토닌 5HT-3 수용체 차단 약물들이 P50에 영향을 준다는 결과도 존재한다. 앞으로 더 많은 연구를 토대로 규명해야 할 것으로 보인다.

(2) N100, P200, LDAEP

N100이란 자극 제시 후 약 100ms 부근에서 발생하는 음전위로, 정보 추출의 초기 과정에 관련되고, P200이란 자극 제시 후 약 200ms 부근에서 발생하는 양전위로, 부적절한 감각 정보의 제어와 관련이 된다고 알려져 왔다. 따라서 우울증 연구에서 N100과 P200의 잠재기가 증가한다는 주장이 있었다. 하지만 정상 대조군과 차이가 없다는 연구도 있어 명확히 결론을 내리기는 어렵다. N100이나 P200 등은 나이가 많으면 결과를 편향시킬 수 있다는 지적이 있다. 소아와 청소년만으로 이루어진 최근 연구에서 N100과 P200의 잠재기가 모두 정상 대조군보다 증가된다고 보고되었다. 이러한 결과는 우울증 환자에서 신경생리학적 손상이 있음을 시사하였다.

LDAEP로 이어지는 전기생리학적 연구들은 우울증의 꽃이라고 할 민큼 많은 연구가 이루어지고 있다. LDAEP는 우리 뇌의 자극에 대한 세로토닌 신경이 몰려 있는 청각 피질의 반응 억제를 활용한 분석 방법이다. 소리 자극을 일정한 간격으로 점점 큰 소리로 들려주면 우리 뇌의 반응은 커지게 된다. 하지만 세로토닌 신경원들은 주변 자극에 크게 좌우되는 것을 막기 위해 우리 뇌의 반응을 마냥 커지게만 하지 않고 억제하려고 한다. 이러한 억제하는 정도가 사람마다 다르고 질환마다 다르다는 가설이 제기되었다. LDAEP는 소리 자극에 따른 N100과 P200의 진폭의 합이 커지는 정도를 의미한다. 세로토닌 활성도가 약하면 억제 기능이 떨어진다는 의미로 LDAEP 값이 커진다. 반대로 세로토닌 활성도가 강하면 LDAEP 값은 작아진다. 우울증에서는 이러한 LDAEP를 활용하여 치료 반응성 예측, 자살의 예측, 우울증의 아형_{subtype} 구별 등과 같은 연구가 많이 진행되고 있다.

(3) P300

많은 연구에서 우울증 환자의 P3a/P3b 진폭은 정상 대조군보다 감소되어 있음이 보고되었고 이러한 결과는 우울증 환자에서 주의력과 기억력의 문제가 있음을 시사하였다. 일부 연구자는 P3a 진폭의 감소가 새로운 자극에 대한 초기 자발적인 주의력의 전환과 할당에 부정적인 영향을 준다고 하였다. 치료와 관련된 연구에서 전기 경련 치료와 항우울제 치료 후에 P3b의 진폭이 증가하고 잠재기가 짧아진다는 연구 결과들이 존재한다. 치료 반응성 예측에 대해서는 대체로 일관적인데, P3 진폭이 큰 경우 치료 반응이 좋은 것으로 나타났다.[140] 즉, 대조군과 차이가 없는 P3를 가질수록 치료 반응성이 좋다고 보고되었다. 최근 비교적 대규모 P300 연구에서 치료 전 P3a/P3b의 진폭이 정상 대조군만큼 클수록 좋은 치료 반응을 보였던 만큼 P300이 우울증 치료의 예측 인자로의 가능성이 있을 것으로 보인다. 반면에 P3b의 잠재기에 관한 연구는 엇갈리는 결과가 나타났다. 이처럼 P300은 LDAEP와 달리 치료 반응성 예측에 아직 일관적인 결과를 보여 주지 못하고 있다.

(4) MMN

MMN~Mismatch Negativity~은 주로 조현병에서 많은 연구가 이루어지고 있으며 우울증에서는 연구가 많지 않은 편이다. 조현병, 조울증, 우울증에서 MMN을 비교한 연구가 있는데, 두 질환(조현병과 조울증)과 달리 우울증에서는 정상적인 양상을 보였다. 하지만 소아를 대상으로 한 우울증 연구에서 잠재기가 더 짧았다는 보고가 있다. 이후 연구에서는 우울증에서 MMN 진폭의 증가에 관한 보고와 감소하였다는 보고가 공존하였다. 또한 최근 연구에서 치료 저항성 우울증 환자의 MMN 진폭이 정상 대조군과 비교하면 증가하였다는 결과가 보고되었다.[141] 따라서 현재 우울증에서 MMN 연구는 다양한 결과들이 혼재된 상태로 앞으로 우울증의 표현형을 잘 선택하여 더 많은 연구가 필요할 것으로 보인다.

3) 우울증 치료 반응성 예측

우울증 치료 반응은 LDAEP에서 가장 많이 연구되는 분야이다. 초기 연구에서 연구자들은 치료 전 LDAEP 값이 크고 세로토닌 활성도가 낮은 우울증 환자들이 선택적 세로토닌 재흡수 억제제~SSRI~를 썼을 때 효과가 더 좋다는 결과를 보였다. 반면에 치료 전 LDAEP 값이 작고 세로토닌 활성도가 높은 우울증 환자들은 이미 세로토닌 활성이 대뇌에 높아져 있는 상태이므로 SSRI에 치료 반응성이 떨어진다는 것이다. 이러한 연구 결과들은 계속 재현되고 있다. 흥미로운 것은 치료 전 LDAEP 값이 낮은 환자들을 대상으로 노르에피네프린 재흡수 억제제 _{Norepinephrine reuptake inhibitor: NRI}를 주면 세로토닌 재흡수 억제제_{serotonin reuptake inhibitor: SSRI}를 줄 때보다 치료 반응성이 좋다는 것이다.[142] 이러한 결과는 치료 전 세로토닌 활성도가 높아져 있는 우울증 환자들의 경우 세로토닌이 아닌 다른 기전으로 우울증이 발생하였을 가능성이 높다는 것을 의미한다. 이런 결과들을 종합해 볼 때 LDAEP는 치료 반응성 예측 및 환자별 맞춤 치료에 큰 도움을 줄 수 있다.

4) 자살의 예측

자살은 세로토닌과 가장 관련성이 많다고 알려져 왔다. 초기 자살자의 뇌척수액 연구를 보면 자살자의 뇌척수액에서 세로토닌 대사물(5-hyfroxy tryptophan; 5-HT)의 수치가 감소된다고 일관되게 보고하고 있다. 하지만 뇌척수액 검사는 환자의 허리에서 주사기로 뇌척수액을 뽑는 매우 침습적인 검사이므로 자살을 시도한 환자에게 적용하기 쉽지 않다. LDAEP가 뇌척수액 검사의 대안이 될 수 있는 가능성을 보여주는 연구들이 등장하기 시작했다. 연구 결과, 우울증으로 자살을 시도한 환자의 LDAEP가 자살 시도가 없었던 우울증 환자의 LDAEP보다 높았다.[143] 이는 자살 시도자의 세로토닌 활성도가 낮다는 것을 의미하

며 이전 뇌척수액 검사의 결과와 일치하는 소견이다. 따라서 LDAEP
는 자살의 생물학적인 예측 인자로서 주목을 받기 시작했다. 하지만
이후 연구들에서 엇갈리는 결과들이 나왔다. 이는 연구자마다 한 가지
변수가 아닌 자살 사고, 자살 시도의 병력, 자살 시도 직후 등 통일되지
않은 연구 변수들을 사용했기 때문으로 생각된다. 때문에 명확하게 결
과를 해석하는 것은 아직 한계가 있다. 따라서 앞으로 자살 예측에 관
한 연구에 있어서는 코호트 연구를 통해 LDAEP를 정기적으로 측정하
고 이에 따라 자살 예측이 가능한지에 대한 분석이 필요할 것이다.

5) 우울증의 아형의 구별 및 질환의 감별

우울증의 아형은 여러 가지가 있으나 치료 저항성의 구분, 정형-비
정형 우울증의 구분, 멜랑콜리아-비멜랑콜리아 우울증의 구분이 임
상적으로 중요하다. 초기 연구에서는 멜랑콜리아 우울증과 비멜랑콜
리아 우울증을 구별하려는 시도가 있었다. 멜랑콜리아 우울증은 더 낮
은 LDAEP 값을 보였다. 이는 세로토닌 활성도가 더 높다는 의미로 멜
랑콜리아 우울증의 생물학적 특성이 일치함을 보여 주었다. 하지만 이
후 재현된 결과는 없었기 때문에 앞으로 더 많은 연구가 필요할 것으
로 보인다. 최근 비정형 우울증에서 LDAEP 연구가 있었다. 비정형 우
운증이 그렇지 않은 우울증보다 LDAEP 값이 높았다. 비정형 우울증
은 예민성, 기분 변동성, 충동성 등이 강한 우울증으로 LDAEP 값이 높
다는 것은 시사하는 바가 크다.[144]

주요 정신질환들의 LDAEP 값을 비교한 연구가 있었다. 우울증은 정상 대조군과 차이를 보이지 않았다.[145] 이는 미국 정신의학 진단 기준인 Diagnostic and Statistical Manual of Mental Disorders(DSM)으로 진단된 우울증 환자들의 경우 매우 이질적인 환자들이 뒤섞여 있음을 시사한다. 최근 뇌파 주파수 파형별 뇌 소스 영역 간 연결성을 기반으로 우울증 및 정서장애의 아형을 분류하려는 시도들이 많이 이루어지고 있다. 우울증 자체가 매우 이질적인 질병 증후군임을 고려할 때 향후 뇌파를 이용한 바이오마커 기반 우울증 아형 분류가 임상적으로 유용하게 사용될 것이다.

3. 외상후 스트레스장애

🧠 외상후 스트레스장애

외상후 스트레스장애postraumatic stress disorder: PTSD는 충격적이거나 두려운 사건을 당하거나 목격한 뒤 극심한 감정적 스트레스를 경험하였을 때 나타나는 정서장애이다. 주로 전쟁 및 교통사고와 사업장에서의 사고, 폭행, 강간, 테러 및 폭동, 때로는 생명을 위협하는 재난이 발생하였을 당시에 받은 충격으로 발병할 수 있다. 외상후 스트레스를 겪는 환자는 사고에 대한 반복적인 회상 또는 악몽에 시달리는 등 외상 경험을 재경험하게 되고, 이에 대한 반응으로 외상을 상기시키는 것들을 지속해서 회피하거나, 지속해서 과민 상태에 있게 된다. 그뿐만 아니라 우울 및 불안 증상을 느끼게 되며, 일상생활에서 집중이 힘들고, 흥미가 상실되며, 대인관계에서 무관심하고, 멍한 태도, 짜증, 잘 놀람, 수면장애 등의 증상을 보일 수 있다. 환자는 사고 경험과 비슷한 상황을 회피하며, 그러한 상황에 노출되었을 때 증세가 악화될 수 있다. 증세는 사건이 발생한 지 대개 1주 후부터 나타나나, 30년이 지난 후에도 지속될 수 있다. 심각한 외상성 사건을 겪은 환자는 이에 따른 스트레스를 적절하게 해결하지 못하는 경우, 전문가의 도움을 받아 약물치료 및 정신치료를 통해 스트레스를 조절하는 것이 중요하다.

1) QEEG

PTSD는 불안장애와 다른 전기생리학적인 특징을 보인다. 이는 비정상적인 공포 반응 및 단기 기억, 주의 집중과 관련된 정보 처리 기전의 이상과 관련된다. 정량뇌파 연구들을 살펴보면 베타파가 증가되어 있고, 알파파가 감소되며, 전두엽 쪽으로 피질 각성이 증가된 것을 볼 수 있다. 또한 PTSD의 불안-각성anxious-arousal 아형군에서는 우측으로 알파파가 항진된 비대칭성을 보인다[146](우울증의 경우 좌측으로 알파파가 항진된 비대칭성을 보이는 것이 일반적임). 일상생활 정보를 처리하는 데 있어 자극 정보에 대한 정상적인 필터링과 관련이 있는 억제 처리 과정inhibitory processing mechanism에 문제가 있는 것으로 보인다. 넓은 영역에서 관찰되는 알파파의 증가는 PTSD의 증상과 불안-각성과 관련된 전두엽 및 우반구에서 주로 관찰된다.

PTSD 환자와 대조군을 대상으로 소스 활성도 분석을 시행하였는데, 세타 밴드는 우측 측두엽과 좌·우 전두엽에서 두 군 간에 유의한 차이를 보였다. 이는 PTSD 이전의 이미지 연구들에서 제시한 우측 측두엽 및 전두엽의 구조적인 변화와 일치한다. 또 다른 연구에서 안정

상태로 5분 동안 뇌파를 측정하였는데, 같은 분석으로 PTSD 환자는 대조군보다 두정엽과 전두엽에서 광범위한 세타 활동 증가가 관찰되었다. 또한 연결성 분석에서 두정엽 영역인 Pz–P4로 측정한 피질 영역 사이에 알파 연결성alpha connectivity 증가가 관찰되었다. 이는 PTSD 환자에서 기억 체계memory system와 감정 처리의 변화를 시사한다.

베트남전 참전 간호사들을 대상으로 한 연구에서, PTSD의 과각성 증상은 우측 두정엽의 활성과 관련이 있었다.[146] 그러나 두정엽의 불균형은 각성 증상만 있는 군보다 각성과 우울이 함께 있는 군에서 두 배 이상 높았다. 우울과 우측 두정엽의 활성은 PTSD의 불안–각성 아형에서 특이적이라고 제안한 연구도 있고, PTSD에서 전반적으로 역동적 복잡성dynamical complexity이 줄어든다는 연구도 있다.

또한 PTSD 환자에서 중앙부 세타가 증가하고, 전두엽, 중앙부, 후두엽의 베타 1이 증가하며, 전두엽의 베타 2가 증가한다는 연구들이 있다. 세타 활동의 증가는 PTSD 환자에서 종종 발견되는 해마 부피의 감소로 설명할 수 있다. 또한 베타 활동의 증가는 아마도 피질의 과흥분성, 각성 지속 또는 집중 장애 때문일 것으로 추측하였다.

전두엽 휴지기 뇌파 불균형은 많은 정신장애에서 발견되었다. 예를 들어, 우울증에서는 왼쪽 전두엽 활동이 상대적으로 감소하고, 공황장애와 사회불안장애에서는 오른쪽 전두엽 활동이 상대적으로 증가한다. PTSD에서는 이러한 전두엽 뇌파 불균형을 보이지 않는다고 보고되고 있다. 그러나 전두엽 및 후두부의 우측에서 알파 불균형이 관찰되고 이는 불안–각성이 PTSD 증상과 연관이 있다는 연구도 있다. 이런 결과는 PTSD에서의 알파 불균형이 상태 의존적으로 나타나는 것임을 암시한다.

2) ERP

PTSD 환자에서 ERP 연구들은 다른 불안장애와 비교해서 많이 진행되었다. 여러 연구의 메타분석으로 PTSD 환자들은 ERP의 진폭 및 잠재기의 변화가 유의하게 있으며, 이는 정보 처리 과정의 변화가 동반된다는 가설을 신경생리적으로 입증하는 것이다. ERP 반응에서 외상 관련 자극에 대한 피질의 반응성 증가이다. 이상하게도 위협 자극에 대응하여 나타나야 하는 빠르고 증가된 초기 반응이 나타나지 않기도 하는데, 이는 위협 자극에 대한 초기 처리 과정의 문제를 의미한다. 즉, 위협 자극을 애써 무시하거나 회피 혹은 공포 상황을 이인화dissociation 하는 PTSD 병리를 반영한다.

성폭행으로 인한 PTSD 환자군과 대조군의 비교에서 변이 자극으로 유발된 MMN이 PTSD 환자군에서 유의하게 컸고, 이는 임상증상척도와 유의한 상관관계를 보였다.[147] 이는 새로운 것을 감지novelty detection하는 것의 이상, 과각성 등의 PTSD 증상에 중요한 역할을 하는 것으로 보았다. 많은 연구가 PTSD에서 P50/P1이 감소한다는 것을 보고하였다. 또한 P50의 이상이 재경험the experience 증상의 강도와 유의한 관련이 있음을 보고하기도 하였다.

약물치료를 하지 않은 PTSD 환자군과 대조군에서 통상적 오드볼 과제를 시행하며 ERP를 측정하였다. 그 결과, PTSD 증상(재경험, 적극적 회피, 과각성, 감정적 무감각)과 ERP와의 연관성을 확인할 수 있었다.[148] 즉, 감정적 무감각$_{numbness}$ 증상의 강도와 두정엽 P300 진폭 사이에는 역 상관성을 보였다. 또한 PTSD 환자군은 대조군보다 목표 자극에 P200, P300 감소, N200 진폭 증가, N200, P300 잠재기가 증가하였다. 이들 은 PTSD 환자에서 각성 장애와 주의 집중 사이에 관계가 있다는 주장 과 일치하는 소견이다. 다른 연구에서 마찬가지로 오드볼을 이용하여 청각 ERP를 측정하였을 때, 약물치료를 받지 않은 PTSD 환자군은 약 물치료를 받은 PTSD 환자군 및 정상군보다 목표 톤$_{tone}$에 반응한 두정 엽(P3) 진폭이 유의하게 작았다. 또한 두정엽 P3 진폭은 상태 불안$_{state}$ $_{anxiety}$과 역 상관관계를 보였다.

PTSD 환자군, 외상을 받았지만 PTSD가 발병하지 않은 군, 외상을 경 험하지 않은 군으로 나누어 청각 및 시각 유발 반응검사를 실시하였을 때, PTSD 환자군에서 청각 P50과 시각 N75 반응이 대조군과 비교하면 유의하게 작았다.[149] 이는 초기의 정보 처리에 대한 반응이 감소해 있다 는 것을 시사한다. 또한 반복된 자극에 대한 P50/N75 반응을 억제하지 못하는 것은 무관한$_{irrelevant}$ 감각 자극을 걸러 내는 데 어려움이 있음을 반 영한다. 즉, 자극에 과민해지고 쉽게 뇌에 부담을 주게 되는 것이다.

32명의 경증 외상성 뇌손상$_{mild\ Traumatic\ Brain\ Injury:\ mTBI}$과 PTSD가 모두 있는 환자들 그리고 15명의 mTBI만 있는 환자를 대상으로 정지 과제(억제 조절 작업, inhibitory control)를 시키면서 ERP를 측정하였다.[150] mTBI와 PTSD가 모두 있는 군에서 더 큰 억제 과정 사건 관련 전위$_{inhibitory\ processing}$

ERP를 보였으며, N200 음성 전위도 더 컸다. N200 음성 전위는 PTSD 증상의 심각도와 연관되어 있다.

PTSD에서 관찰되는 비정상적인 P3 반응은 후천적인 것으로 생각되는데, 종종 PTSD 증상과 관련되며 약물로 정상화되기도 한다는 것이다. 정보 처리 과정에서 관찰되는 ERP의 두피 양상은 측두엽, 두정엽, 전두엽의 광범위한 피질에서의 병리를 나타내고, 이는 작업 기억 체계의 활성과 관련된 넓은 네트워크에 걸친 이상을 반영한다.

1995년 도쿄 사린sarin 가스 테러로 인한 8명의 PTSD 환자와 13명의 PTSD가 아닌 피해자를 대상으로 한 연구에서, PTSD가 있는 피해자들은 아닌 군에 비해 유의하게 낮은 P300 진폭을 보였다.[151] 두정엽(Pz)에서의 P300 진폭은 PTSD 환자군에서 더 높은 회피/감정적 무감각 점수와 연관을 보였다. 또한 PTSD 환자군에서만 P300 진폭은 전대상피질 회백질의 밀도와 정의 상관관계 경향을 보이기도 하였다.

🧠 불안할 때 나오는 뇌파

기존의 뇌 영상 연구에서 불안장애는 주로 전두엽, 후두엽 및 측두엽 이상이 많이 보고되었다. 공황장애 환자에서는 해마곁이랑parahippocampal gyrus의 이상도 알려졌다. 뇌파는 불안장애 환자들의 대뇌에 기능적 병리가 있고, 이는 불안장애 증상과 관련이 있을 수 있음을 시사한다.

대부분의 불안장애 환자에서 뇌파를 측정하였을 때 공통으로 피질 각성cortical arousal의 기저 불안정basal instability을 보인다. 불안장애 환자들은 공통적으로 감각 관문 또는 주의 집중의 할당과 연관된 특이 상황에서 곤란이 있다. 즉, 불안을 유발하는 자극에 더 주의를 분배하여 불안을 가중시키게 되거나 혹은 불안을 유발하는 자극을 의도적으로 회피함으로써 정보 처리 과정의 이상 현상을 나타내게 된다.

오류 관련 음성 전위(ERN/Ne)는 오류를 탐지할 때 발생하는 ERP이다. 첨파 형태의 음성 전위sharp negative deflection로 일반적으로 반응 실행 50∼150ms 이후에 일어나며, 전대상피질 활동과 연관이 있어 일반적인 불안과 걱정이 높게 측정된 대학생 군에서 공포증군 및 정상군보다 ERN/Ne가 증가되어 있다.

여러 정신장애 환자들의 알파 비대칭alpha asymmetry을 정면 중앙 영역frontocentral region에서 휴지기에 눈을 감고, 뜬 상황에서 각각 평가하였다. PTSD 및 공황장애군에서 정상군보다 알파 비대칭의 편위deviation의 경향성이 한결같이 관찰되었다. 즉, 우측 전두엽의 알파 파워 증가(우측 전두엽 활성도 감소)를 보이는 방향으로 편위되는 경향이 불안장애 환자에 있다는 것을 시사한다.

4. 사회불안장애(사회공포증)

🧠 사회불안장애

사회불안장애social anxiety disorder는 사회공포증social phobia이라고도 하며, 공공장소 또는 사회적 상황에서 타인에게 관찰되는 것, 모욕적인 상황에 처하는 것, 당황하게 되는 것이 두려워 이에 따른 회피 반응을 보이며, 이 때문에 일상생활에 지장을 받게 된다. 사회공포증은 나이가 어리거나 증상이 가벼운 경우에는 좀 더 나은 치료 결과를 보인다. 대개 항우울제 및 항불안제를 사용하며, 무대 공포가 있다면 베타차단제의 복용이 도움된다.

1) QEEG

사회공포증에서의 뇌파 연구는 대체로 뇌의 과각성 소견을 보인다. 이는 뇌파 검사에서 저주파 파워 감소와 고주파 파워 증가 등으로 나타난다. 사회공포증 환자의 휴지기 뇌파에서는 델타, 세타와 알파 인접 베타 1 및 베타 2의 절대 및 상대 파워 등이 모두 감소하고, 베타 3 절대 및 상대 파워는 모두 증가되는 소견을 보인다. 사회공포증을 앓고 있는 환자들은 사람들 앞에서 말을 할 경우 스트레스를 받게 되고 뇌파상에서 전측 측두엽, 전전두엽 두피 영역의 우측 활성화가 뚜렷하게 증가되는데, 이는 이들의 부정적인 감정 경험과 그 상황에서 벗어나고 싶은 충동과 연관된 것으로 생각된다. Davidson 등은 사회공포증 환자들이 대중연설을 상상만 하여도 전측 측두엽과 측면 전전두엽 두피 영역의 우측 활성이 증가되는 것을 발견하였다.[152] 심박수 증가와 동반되어 나타나는 이러한 뇌파 변화는 환자들이 경험하는 부정적 감정 변화를 설명해 주는 것으로 보인다.

앞에서 언급한 대로, 사회공포증 환자에서 뇌파의 변화는 불안이나 우울 정도와 관련이 있을 수 있다. 특성 불안과 우울 점수와 뇌파와의 상관관계는 여러 연구에서 입증된 바 있다. 높은 특성 불안과 우울은 더 빠른 알파 센트로이드 및 알파 주파수의 우세dominance와 연관이 있고, 우울 점수는 빠른 알파 파워의 양의 상관관계를, 델타와 세타 및 느린 알파 파워와 음의 상관관계를 보였다.

또한 사회공포증 환자의 자녀에 관한 연구에서 Campbell 등은 적어도 한 명의 부모가 사회공포증으로 진단된 소아를 연구하였다.[153] 가만히 앉아서 별도의 수행 과제 없이 뇌파를 측정하는 휴지기 상태의 전두엽의 뇌파 진폭이 전반적으로 더 높고, 우측 전두엽은 더 큰 상대적 파워 값을 관찰하였다. 휴지기 우측 전두엽에서 더 큰 뇌파 값을 보이는 경우 우울 및 사회불안 두 가지 모두를 예측할 수 있었다.

2) EP와 ERP

사회공포증으로 진단되었으나 약물치료를 받지 않는 환자에게 오드볼 과제oddball task를 시행하여 측정한 뇌파에서 N1, N2, P3 진폭이 감소하고, P3 잠재기가 증가함을 관찰하였다. Kolassa 등은 대조군과 비교하여 특정 공포증과 사회공포증 환자에게 거미와 꽃 자극을 제시하며 감정 스트룹 과제emotional stroop task*를 시행하였다.[154] 사회공포증과 특정 공포증(거미) 환자군 모두에서 일반적으로 대조군보다 더 큰 P1 진폭을 보였고, 이는 유입된 자극에 대한 피질의 과각성hypervigilance을 의미한다. 관련 연구의 숫자가 적고 제한적이나 일부 연구들은 사회공포증 환자에

🧠 **수반음성변동 과제**

특정 반응을 하도록 기대할 때 나타나는 뇌파가 있으니 수반음성변동Contingent Negative Variation: CNV이다. 수반음성변동은 사건 관련 전위의 한 유형으로 어떤 일을 예상하거나 무엇을 하고자 의도하는 것과 관련하여 대뇌에 출현하는 음전위이다. CNV는 주로 전두엽(Fz), 상부 정중앙(Cz), 두정엽(Pz)에서 강하게 나타나며, 상부

정중앙에서 최대 진폭이 나타난다. CNV에 대한 패러다임은 주로 경고 자극$_{warning}$ $_{stimuli}$과 명령 자극$_{imperative\ stimuli}$ 두 가지로 이루어져 있다. 먼저, 경고 자극(예: 청각 자극)이 제시되고, 그 후에 특정 운동 반응(예: 응답 스위치 누르기)을 요구하는 명령 자극(예: 플래시 자극)이 제시된다. 경고 자극은 명령 자극을 위한 주목을 일으키며, 경고 자극이 제시되면 피험자는 명령 자극에서 특정 반응을 해야 할 것으로 기대하게 된다. 이때 두 자극의 간격 사이 동안, CNV가 나타나게 된다. CNV는 주의, 동기 또는 각성 상태와 연관이 있는 것으로 알려졌다. 또한 CNV는 자발적인 운동 움직임에 수반되는 다른 전기생리학적 활동, 특히 자율적 기능 및 느린 뇌 전위와 관련이 있다. 충분히 긴(예: 2~4초) 자극 간격이 있는 경우, 초기 CNV와 후기 CNV로 구별된다. 초기 CNV는 경고 자극에 대한 방향 반응$_{orienting\ response}$과 경고 자극의 처리를 나타내며, 후기 CNV는 명령 자극에 대한 예상 주의$_{anticipatory\ attention}$와 반응을 하는 데 필요한 운동 준비$_{motor\ preparation}$를 반영한다. 사회공포증, 조현병과 ADHD와 같은 정신질환을 지닌 환자들에게서 정상인보다 더 낮은 파형의 CNV가 발견된다는 연구 결과들이 있다.

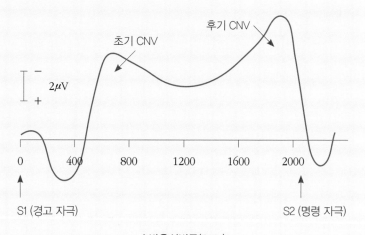

수반음성변동(CNV)

서 뇌 피질의 과각성과 공포 자극에 대해 항진된 P3, CNV가 나타남을
보여 주었다. 한 개의 연구에서 사회공포증 환자에 대한 성공적인 인
지행동치료 후에는 공포/불안 점수의 정상화와 더불어 P3 진폭 역시
정상화되는 경향이 있음을 보여 주기도 하였다.

사회불안은 화나고 두려운 표정에 대한 주의 편향_{attentional bias}과 연관이
있다. 마찬가지로 시선을 피하는 것과, 똑바로 쳐다보는 사진을 주의
깊게 쳐다보면서 ERP를 측정하였을 때, 높은 사회불안군에서만 시선
을 피하는 것에 대해 더 높은 P100 진폭을 보이는 경향이 관찰되었다.
또한 후기 양성 전위_{late positive potential}의 과정이 유의하게 증가하였는데, 이
는 시선을 피하는 것에 대한 특정 정보 처리 편향_{processing bias}을 시사한다.
또한 사회불안이 높은 군에서 시선을 피하는 것과 똑바로 바라보는 것
모두 강화된 정보 처리_{enhanced processing}를 보였는데 이는 사회불안에서 일
반 및 특정 주의 편향이 모두 역할을 한다는 것을 알 수 있다.

사회공포증 환자에서 과제의 종류나 자극에 의한 중재 효과 없이
P1이 증가됨이 여러 연구에서 관찰되었다. 이는 어떤 수행 상황에서
주의 집중 과정_{attentional processing}의 조정을 시사한다. 이들은 자극에 대한
긴장성 과각성_{tonic hypervigilance}이 있는 것을 반영하며, 불안, 우울 증상과 관
련이 있다. 특정 공포증에서도 P1의 확대를 보이나, 공포 자극에 대한
증가된 내인성의 ERP 반응(P3, Contingent Negative Variation, CNV)도
함께 관찰된다.

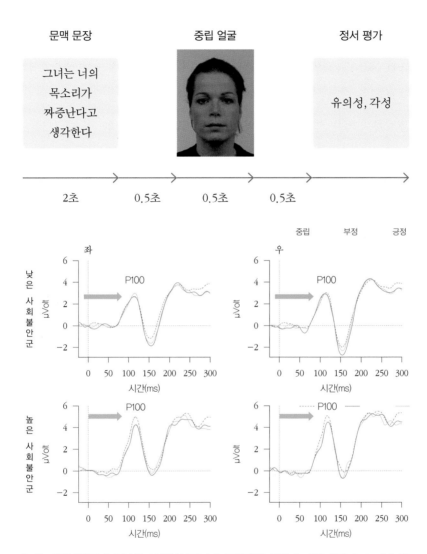

높은 사회불안군에서 낮은 사회불안군보다 중립적인 얼굴에 대한 반응으로 더 높은 P100을 보이고 있다.

ⓒ Wieser, M. J., & Moscovitch, D. A. (2013). The effect of affective context on visuocortical processing of neutral faces in social anxiety. *Frontiers in psychology, 6*, 1824.

5. 특정공포증

🧠 특정공포증

특정공포증_specific phobia_이란 특정한 대상이나 상황에 부닥쳤을 때 비현실적인 두려움과 불안 증세가 발생하면서 이를 이겨 내지 못하고 그 대상 또는 상황을 피해버리는 장애를 말한다. 특정공포증의 종류는 동물 공포가 가장 많고, 고소공포, 질환공포, 외상공포, 죽음공포 순으로 많다. 공포증 환자가 특정공포 대상에 접근하면 급속도로 공포 반응이 생기면서 공황 발작과 같은 증상에까지 이르는 불안을 겪는다. 대체로 아동기나 성인 초기에 시작되어 일관성 있게 지속된다. 공포의 대상을 정확하게 파악하는 것이 치료에 중요하며, 행동치료가 가장 효과적인 것으로 알려져 있다. 실제상황 노출, 상상 노출, 홍수법(두려운 자극에 장기간 노출시켜 두려움을 제거하는 방법) 등이 있다.

ERP

앞에서 언급한 대로 Kolassa 등[155]은 정상 대조군과 비교하여 특정(거미)공포증 그리고 사회공포증 환자에게 거미와 꽃 자극을 포함하는 감정 스트룹 과제를 시행하면서 ERP를 관찰하였다. 사회공포증 환자와 마찬가지로 거미공포증 환자의 경우, 정상 대조군보다 더 큰 P1 진폭이 관찰되었다. 또한 거미공포증 환자에서는 꽃 자극이 주어졌을 때에 비해 거미 자극이 주어졌을 때 P300, P400에서 큰 진폭과 감소된 잠재기가 관찰되었다. 이러한 효과는 특정공포증 환자에서 행동상의 과각

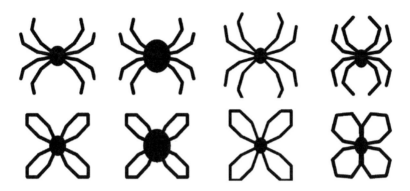

실험에 사용된 거미와 꽃 자극

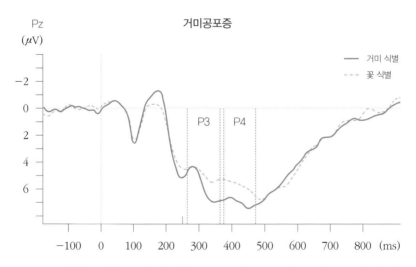

거미공포증 환자가 거미나 꽃을 식별했을 때 P300과 P400 반응. 거미공포증 환자는 꽃보다 거미를 식별했을 때 더 큰 P300, P400 값을 보인다.

© Kolassa, I. T., Musial, F., Kolassa, S., & Miltner, W. H. (2006). Event-related potentials when identifying or color-naming threatening schematic stimuli in spider phobic and non-phobic individuals. *Bmc Psychiatry*, 6(1), 1-12.

성 증가를 설명할 수 있다. 반면에 Buodo 등[156]은 혈액에 대한 특정공포증이 있는 환자에서 위협적인 자극을 제시하였을 때 P3나 서파에 아무런 변화가 없음을 보고하기도 하였다.

Dubrosky 등[157]은 특정공포증을 겪는 환자에게 공포 유발 자극을 제시하였을 때와 상관없는 자극을 제시하였을 때를 비교하여, 뇌파상에서 CNV에 어떤 차이가 있는지를 보았다. 공포 자극을 제시하였을 때 CNV는 더 큰 진폭을 보였다. 이 측정값들은 행동치료로 환자들이 회복된 뒤에는 진폭이 감소하였고, 공포/불안 점수 역시 이와 함께 정상화되었음을 보여 준다. 이 연구는 특정공포증에서 나타나는 뇌와 감정 상태의 변화 두 가지 모두가 치료 후 정상화되는 가역적 병리임을 시사한다.

6. 공황장애

🧠 공황장애

공황장애panic disorder는 이유 없이 갑작스레 불안이 극도로 심해지면서 숨이 막히거나 심장이 두근대고 죽을 것 같은 극단적인 공포 증세(자율신경계 증상), 즉 공황 발작을 반복적으로 보이며, 발작이 없는 시기에는 또 그런 일이 생기지 않을까 하는 예기 불안과 회피 행동(인지 증상)을 보이는 질병이다. 공황장애는 대개 청년기에 나타나고 만성적으로 진행되며, 증상의 빈도와 심한 정도는 일정치 않다. 공황 발작 시에 항불안제 등을 투여하면 증상의 빠른 감소를 유도할 수 있다. 주된 치료 약물은 세로토닌 계열의 항우울제이다. 인지행동치료 등이 도움이 된다.

1) QEEG

공황장애 환자는 깨어 있는 동안 피질 각성을 나타내는 베타 파워의 비정상적인 상승이 관찰된다.[158] 하지만 공황장애 환자는 대조군과 비교하면 델타, 세타, 알파 영역에서는 절대 파워가 더 크고, 베타 영역에서는 상대 파워 값이 더 작다는 상반된 보고도 있다. 델타와 세타의 절대 파워는 불안의 객관 점수와, 베타의 상대 파워는 불안의 주관 점수와 정의 상관관계를 보였다. 공황장애 환자는 건강한 사람에 비해 자극 없이 쉴 때와 불안 특이 자극이 있을 때 모두에서 증가된 피질 상태의 변화를 보였다. 후속 연구에서는 쉴 때와 불안 특이 자극이 제시되었을 때 모두에서 전두엽의 현저한 알파 활성도의 비대칭성(좌측보다 우측 전두엽의 알파 파워 감소)이 보고되었다. 하지만 전두엽 알파 비대칭성에 반대되는 결과도 존재하므로 해석에 주의를 요한다.

공황장애 환자에서 관찰되는 이인증과 비현실감이 휴지기와 후각 자극이 제시되는 동안 모두에서 전두엽 영역의 스펙트럼 뇌파의 다른 양상을 유발한다고 보고한 연구도 있다. 이인증과 비현실감이 없는 공황장애 환자는 자극의 여부와 상관없이 속파(베타)의 증가와 서파(델타, 세타)의 감소를 보였다. 반대로 이인감과 비현실증이 있는 공황장애 환자는 자극이 제시되는 동안 서파 파워 증가와 상위 알파 영역에서 양측성의 반응성 감소가 보고되었다. 즉, 공포감이 심한 경우 사람이 이러한 공포를 피하기 위한 대책을 마련하게 되는데, 이인증이나 비현실감이 이런 경우에 해당한다. 공황장애에서 흔히 보이는 속파 증가 양상이 이인증이나 비현실감을 동반하는 공황장애에서 소실되는 이유이다.

이러한 결과들은 공황장애에서도 여러 가지 아형subtype이 존재함을 의미한다. 뇌파를 이용하여 공황장애뿐만 아니라 다른 불안장애, 우울증, 외상후 스트레스장애, 조현병 등에서 피질 활성도를 근거로 아형 분류를 시도하고 이에 따른 치료적 접근을 다르게 하는 개인 맞춤형 의학 시대가 도래하기를 기대해 본다.

2) ERP

공황장애 환자는 뇌간의 병리와 관련이 있는 것으로 보이는 감각 관문의 어려움과 초기 감각 자극 처리 과정의 문제를 반영하는 N1 진폭의 증가 소견을 특징으로 한다. 공황 관련 자극에 대해 항진된 뇌의 처리 과정은 전두엽 전반에서 관찰되는 CNV와 P3의 크기 증가를 통해 알 수 있다. 다른 정신장애에서는 주로 진폭이 감소하고 잠재기가 증가하는 데 반해 공황장애에서는 진폭이 증가되거나 잠재기가 감소하는 경향을 보인다. 공황장애에서는 전반적으로 증상의 정도와 전기생리학적 이상 간의 관련성에 관한 연구는 많지 않다.

대조군과 비교하여 공황장애군의 뇌간 청각유발전위Brainstem Auditory Evoked Potential: BAEP* 연구에서 N3의 잠재기 감소를 보고하였으며, 이는 청반핵locus ceruleus을 포함하는 뇌교pons 영역의 활성화를 반영하는 것이다.

공황장애는 선행자극억제Prepulse Inhibition: PPI 감소와 연관이 있는데, 이는 유입된 청각 자극의 처리 과정 초기에 이상이 있음을 시사한다. 외부에서 유입되는 자극을 효과적으로 필터링하는 감각 관문의 결핍을 반영한다.

광장공포증(개방된 공간, 버스, 지하철, 고속도로 등 벗어나기 어렵다고 생각하는 특정 장소와 상황에 대한 공포가 특징인 불안장애)을 동반한 공황장애 환자군에서 수동적으로 청취된 청각 자극 후 항진된 N1이 보고되었다. 청각 오드볼 과제에서 공황장애 환자의 경우 N1, N2, N3의 진폭이 증가되고, P3 잠재기가 감소한 연구도 있다. 상태 불안은 N1의 진폭과 관련이 있었다. 그러나 이 연구 결과와는 반대로 P3 잠재기가 증가된 연구도 있어 더 많은 논의가 필요하다.

공황장애 환자에서 공황 관련 자극에 대한 인지적인 전기생리학적 반응을 실험해 왔다. Pauli 등[159]은 공황장애 환자에게서만 공황 관련 단어가 제시되었을 때 전두엽에서 P2/N2 시간 창에서 활동성이 항진되고, 두피 전체에 걸쳐 자극이 제시된 후 200ms에 시작되는 서파 활동성 양성 전위가 증가되었다. 그러나 후기(특히 자극 후 400~1000ms 구간)의 경우에는 공황장애 환자와 대조군 모두에서 ERP 양성 전위가 증가되었다. 이는 공황장애 환자는 공황과 관련된 자극의 처리에 노력을 기울이는 과정뿐 아니라 초기의 자동적인 과정에도 차이가 있음을 제시한다. 비슷한 연구로 대조군과 비교하여 공황장애 환자에서 공황 관련 자극, 중립 자극, 공황과 무관한 공포 관련 자극 제시 후 CNV의 변화를 측정하였다. 그 결과, 공황 관련 자극으로 유발된 CNV는 중립 자극 그리고 공포 관련 자극에 유발된 CNV에 비해 더 음의 값을 보였다. 이는 공황장애 환자는 질환 관련 자극에 대한 준비나 기대에 왜곡이 있음을 의미한다.

7. 범불안장애

🧠 범불안장애

　범불안장애_{Generalized Anxiety Disorder: GAD}는 거의 모든 것에 불안을 느끼는 경우, 즉 불안한 느낌이 과도하고 광범위하게 나타나며, 식은땀, 두근거림, 화끈거림 등 다양한 신체 증상을 동반하여 지속되는 병적 상태이다. 지나친 근심으로 매사를 걱정하여 불안해하고 주의산만, 불면증, 우울도 흔히 동반된다. 이는 일생에 걸쳐 나타나는 만성적인 장애로, 치료에는 항불안제와 항우울제를 사용하지만, 이러한 약물을 남용하거나 의존하지 않도록 주의해야 한다.

1) QEEG

　범불안장애는 공황장애처럼 저주파 스펙트럼파(절대 파워)의 비정상적인 증가, 고주파 스펙트럼파(주로 베타파 상대 파워)의 증가 소견으로 나타난다고 추정된다. PTSD, 공황장애처럼 범불안장애 환자들에게도 놀람 반사_{startle reflex}에 따른 눈뜸과 휴지기 뇌파_{resting EEG} 사이에 연관이 있었다. 그러나 범불안장애에서 휴지기 뇌파를 보여 주는 정량화 뇌파에 관한 연구는 충분하지 않다.

　전두정중 세타파 활동_{frontal midline theta activity}은 불안이 감소하면 관찰되는 뇌파 소견이다. 28명의 범불안장애 환자에서 전두정중 세타파 활동과 불안 증상의 호전 사이에 밀접한 연관이 보고되었다.[160]

　범불안장애의 수면 뇌파도 비정상적이나 우울증과는 다른 소견을 보인다. 우울증에서 REM 잠재기가 감소하고 REM 밀도$_{density}$가 증가하는 현상, 즉 REM 수면 강화 현상이 특징적으로 나타나는 반면, 범불안장애의 수면 뇌파는 REM 수면이 감소하는 특징을 보인다. 이러한 특징은 아마도 우울증에서 불특정 사고의 반추$_{rumination}$가 강화되고 이것이 수면 중 REM 수면으로 나타나는 것으로 추정되며, 범불안장애에서는 특정 걱정이나 생각이 반복되는 현상이 나타나며 상대적으로 고주파 (베타파 또는 감마파)의 기능적 이상과 관련됨을 의미하는 것으로 추정된다.

2) ERP

범불안장애의 ERP 연구는 많지 않으며, 범불안장애 환자들은 ERP 소견에서 정상군과 차이가 없음을 밝힌 연구들도 많다. 반면에 이상 소견을 보인 연구들도 있어서 P3 진폭이 감소한다고 발표한 연구가 있고, 수동$_{passive}$ P3 검사에서 P3 진폭이 유의하게 상승하는 소견을 보고하기도 하였다.

범불안장애의 큰 특징인 병적 우려$_{pathological\ worry}$는 실수와 관련된 뇌 활동의 증가와 연관된다. 범불안장애 환자들은 일반인과 비교하여 실수와 관련된 ERN 증가 및 실수와 정답 시도 사이의 차이가 큰 것이 특징이다. 범불안장애 환자에서는 일반인보다 큰 ERN이 관찰되며, 이는 자가 보고식 불안 및 우울의 증가와 연관이 있다.

걱정을 인위적으로 유발시키는 동안 뇌파 감마(35~70Hz) 스펙트럼 파워 분포를 측정한 연구에서 감마 밴드는 기저 이완과 걱정을 구분하는 데 유용했다. 범불안장애 환자는 일반인과 비교하면 걱정 유발 기간 동안 부정적 감정과 연관되어 있다고 알려진 후두부에서 더 높은 감마 활동을 보였다. 또한 이들은 14주 동안의 정신치료psychotherapy 이후 부정적 감정을 덜 보이며, 감마 활동도 일반인과 비슷한 방향으로 변화하였다.[161]

8. 강박장애(강박증)

강박장애

강박장애Obsessive Compulsive Disorder: OCD는 강박증이라고도 하며, 강박 사고, 강박 행동, 집착 등을 포함하는 질병이다. 강박 사고는 반복되는 침투적 사고, 충동 또는 영상과 같은 정신적 작용으로 나타나는 것이고, 강박 행동은 확인, 숫자 세기, 회피, 의례 등과 같은 행동으로 나타난다. 가장 흔한 증상은 손 씻기, 물건 정리정돈하기, 자물쇠나 수도꼭지를 잠근 후 다시 확인하기, 책의 읽은 부분을 다시 읽기 등 불필요하다는 것을 알면서도 같은 행동을 몇 번씩 되풀이하는 것이다. 강박장애 환자의 반 이상에서 급성 발병하며, 임신, 성(性) 문제, 가족의 사망 등과 같은 스트레스 사건이 유발인자가 되는 경우가 많다. 경과는 만성적으로 되기 쉽고, 대개 악화와 호전을 반복한다. 적절한 치료를 받지 못하면 강박 증세가 차차 악화되거나 우울증, 알코올 사용장애 등의 동반질환을 합병하게 된다. 세로토닌과 관련된 강박장애의 생물학적 요인에 대한 근거 자료가 축적되고 있어, 약물치료와 행동치료가 가장 효과적인 것으로 밝혀지고 있다.

1) QEEG

강박장애에서 뇌파 연구 결과들은 세타 활동의 증가 등 비특이적 이상 뇌파의 증가를 빈번히 보고해 왔다. 하지만 강박장애 환자의 최빈 알파 주파수$_{modal alpha frequency}$와 최대 알파 주파수$_{maximal alpha frequency}$가 정상인에 비해 전두엽 영역에서만 감소되어 있음을 보고한 연구 결과가 있으며, 좌측 전두엽에서 8~10Hz의 알파 파워가 증가하고 알파 파워의 비대칭성을 보고한 연구 결과도 있다. 이는 강박장애에서의 전두엽 이상 소견과 일치하는 결과이다.

강박장애에서 전두 측두엽 영역에서 감소된 베타 파워와 증가된 세타 파워를 보였다고 보고하였으며 심한 강박장애 증상을 보이는 환자일수록 전두 측두엽에서 상대적인 세타 파워의 유의한 증가와 알파 파워의 유의한 감소를 보고하였다.

강박장애 환자에서 피질하 구조의 전기생리학적 통합성을 조사하기 위해 동시성 측정법$_{coherence measures}$(두 전극 간의 뇌파의 증가와 감소 패턴의 유사성, 흔히 0~1의 값으로 표시됨)을 사용한 정량화 뇌파 연구는 강박장애 환자에서 정상 대조군보다 전두 후두엽 영역에서 세타 밴드 동시성의 유의한 증가를 보고하였다.

약물을 투여하지 않은 강박장애 환자에서 낮은 알파 밴드 파워의 감소를 보고하였으며 이러한 감소 정도가 전두엽의 실행 기능과 부적 상관관계가 있음을 보고하였다. 이러한 결과는 강박장애 환자에서 주의 및 실행 조절 기전의 과잉 활성을 시사한 것이라 볼 수 있겠다. 또한 강박장애 환자의 기저핵과 시상에서 대사 활동이 증가한다는 강력한 증거가 존재한다. 이러한 발견들에 비추어 볼 때 강박장애 환자의 피질하 신경회로에 과잉활성을 반영한다고 합리적으로 결론을 내릴 수 있다.[162]

강박장애의 치료적 측면에서 전두엽 영역에서의 세타 활동의 상대적인 과잉을 보인 환자는 선택적 세로토닌 재흡수 억제제에 대해 치료 반응이 불량함을 보인 데 반해 알파 활동의 상대적 파워의 증가를 보인 환자의 경우 치료 약물에 대해 더 좋은 반응을 보였다.

2) ERP

강박장애에 대한 ERP 연구는 강박장애 환자에서 비정상적인 인지 과정의 근거를 제시하였다. 가장 많이 관찰된 소견은 정상인보다 짧은 P300, N200의 잠재기였는데, 이는 강박장애에서 정보 처리 과정의 가속화를 일으키는 피질의 과각성과의 연관성을 시사한 것이다.

Go-Nogo 과제[*]를 이용하여 강박장애에서 운동 반응의 억제 능력을 조사한 연구들은 Go-Nogo 과제 제시에 대해 강박장애 환자에서 안와 전두엽 영역에서의 P300 진폭의 감소를 보고하였는데, 이것은 강박장애 환자에서 전두 변연계 영역의 기능 이상을 시사한 것이라고 볼 수 있다.[163] 또한 전두엽 N200 진폭이 유의하게 증가되었음을 보고한 연구와 감소하였음을 보고한 연구가 섞여 있는데, 이러한 소견들은 전체적으로 강박장애 환자에서 비정상적인 반응 억제를 시사한 것이라고 할 수 있다.

강박장애 환자에서 비교적 한결같이 보고되고 있는 피질-선조-시상-피질 회로cortico-striatal-thalamic-cortical circuit의 과활성은 높은 에러 신호error signal를 유도하여 강박장애의 특징적 증상을 발현시키는 것으로 보인다. 실제로 강박장애 환자를 대상으로 한 많은 연구가 에러 관련 음성 전위ERN가 정상인과 비교하여 크다고 보고하였다. 강박 증상의 심한 정도와 ERN 간의 상관관계에 대해서는 아직 논란이 있어 이에 대해서 앞으로 추가적인 연구가 필요할 것으로 보인다.

9. 주의력 결핍 과잉행동장애

🧠 주의력 결핍 과잉행동장애

흔히 ADHD라고 알려진 주의력 결핍 과잉행동장애Attention-Deficit/Hyperactive Disorder는 학령기 아동에서 6~7%의 유병률을 보이는 가장 빈번한 소아 정신질환으로, 최근에는 성인 ADHD도 주목을 받고 있다. 특징적 양상은 부주의, 충동성 및 과다 활동이다. ADHD 환자들은 가만히 앉아 있지 못하고, 지나치게 많이 움직인다. 한 동작을 완전히 끝마치지 않고 다른 동작으로 옮겨 가거나, 사소한 자극에도 폭발적으로 반응하고, 쉽게 울거나 웃는다. 무모하고 충동적이며 무분별하게 규칙을 위반하고 사고를 잘 낸다. ADHD의 경과는 다양해서 청소년기나 성인 때까지 지속되기도 하고, 사춘기 때에 호전되기도 한다. 대개 과다 활동은 쉽게 소실되나 주의력 감퇴와 충동 조절 문제는 오래가는 경향이 있다. ADHD는 주로 약물치료와 인지 행동치료로 치료한다.

　　임상적인 측면에서 보았을 때 ADHD는 다양한 모습을 보이는 복잡한 질환이다. 일반적으로는 세타파의 증가와 베타파의 감소를 주요 특징으로 한다. 정량 뇌파를 통하여 ADHD를 세 가지 유형으로 구분한 연구에 의하면 첫 번째는 느린 파가 증가하고 빠른 파가 감소하는 발달지연형maturational lag pattern, 두 번째는 세타파가 매우 증가하고 베타파가 감소하는 각성저하형hypoarousal pattern, 그리고 세 번째는 베타파가 매우 올라가 있는 각성고조형hyperarousal pattern이었다.[164] Clarke는 추후 연구를 통하여 정량 뇌파에서 서로 다른 모습을 보이는 아형이 각각 약물에 대한 반응이 다르다는 점도 발표하였으며 현재 정량 뇌파는 ADHD 진단에 크게 도움이 되는 검사 도구로 인정을 받고 있다. 뇌파의 특징을 살펴보면 ADHD란 병이 어떤 군들을 포함하는지 이해하는 데 도움이 된다. 아마도 ADHD는 그 증상의 다양성만큼 다양한 뇌파 특징을 보이는 것 같다.

10. 경도인지장애와 치매

🧠 경도인지장애와 치매

　　경도인지장애mild cognitive impairment는 기억력이나 기타 다른 인지기능의 저하가 검사에서 확인될 정도로 확연하게 감퇴된 상태지만, 일상생활을 수행하는 능력은 유지되어 있어서 아직은 치매가 아닌 상태를 말한다. 정상 노인은 매년 1~2%만이 치매로 진행되지만, 경도인지장애는 매년 약 10~15%가 치매로 발전한다. 그러므로 경도인지장애는 치매의 고위험군이다. 치매$_{dementia}$는 만성적 또는 진행성 뇌질환에 의한 증후군으로 기억, 사고, 지남력, 이해력, 계산, 학습 능력, 언어 능력, 판단력 등의 장애를 보인다. 치매의 가장 흔한 원인은 뇌 조직의 퇴행성 변성으로 나타나는 알츠하이머병이다. 그 외의 치매로는 혈관성 치매, 파킨슨병 치매, 루이소체 치매, 전두측두엽 치매 등이 있으며, 임상 양상 및 경과가 조금씩 다르다. 치매의 핵심 증상은 인지장애와 행동 증상이 겹쳐 나타나는 것이다. 기억장애는 가장 처음에, 가장 흔하게 나타나는 증상이다. 장애 초기에는 사람이나 사물의 이름을 잘 기억하지 못하거나, 최근 기억을 잘 못하지만, 치매가 점차 진행될수록 먼 과거 기억이 없어지고, 시간과 공간에 대한 인식 또한 없어진다. 또한 우울, 짜증과 같은 기분 및 성격 변화나 상대방을 의심하는 망상 등도 동반될 수 있다. 치료는 아세틸콜린분해효소 억제제로 대표되는 약물치료가 우선하여 권고되지만, 그 외에도 지속적인 작업요법, 미술이나 음악 요법, 다양한 신체활동 등이 도움 될 수 있다.

뇌파는 인간의 뇌 활동 기능을 측정하는 전기생리학적 방법으로 소개된 이래 수십 년 동안 치매 진단을 위한 보조적 도구로 사용되어 왔다. 알츠하이머$_{Alzheimer's\ disease}$ 치매 환자들에서는 임상적으로 초기 단계에 저주파수의 증가, 빠른 리듬$_{fast\ rhythms}$의 동시성$_{coherence}$ 감소, 그리고 뇌파 복합성의 변화$_{EEG-complexity\ change}$와 같은 뇌파 소견을 보이는 것으로 보고되고 있으며, 이러한 뇌파상의 변화는 피질 신경세포의 퇴행 변화, 축삭의 병리$_{axonal\ pathology}$, 그리고 콜린성 결핍$_{cholinergic\ deficits}$에 기인한 피질 영역의 기능적 단절$_{functional\ disconnections}$과 관련된 것으로 여겨진다.

현재까지의 뇌파가 치매의 직접적인 진단 도구로 인식되지는 않지만, 그러함에도 피질 신경세포의 기능을 직접 보여 주는 도구로서, 뇌파는 치매의 감별진단을 위한 의미 있는 진단적 정보를 제공하고 있다. 비록 치매의 초기 단계에 비정상적인 뇌파 활동이 확실히 관찰되는 것은 아니므로 뇌파를 전임상 단계preclinical stage에 있는 치매의 조기 진단을 위한 정규 검사로 사용할 수는 없지만, 초기 단계의 비정상적인 뇌파는 가성치매pseudodementia를 배제하는 데 도움이 될 수 있다. 또한 뇌파는 치매의 예후에 영향을 미치는 중요한 요인인 뇌전증 활동epileptic activity을 발견하는 데도 매우 유용하다. 치매 환자에서 휴지기 뇌파 분석 결과는 광범위한 델타와 세타 활동의 증가와 후측posterior 알파와 베타 활동의 감소를 보여 주는데,[165] 이러한 특징은 치매의 후기 단계에서 특히 잘 나타난다. 즉, 상대적인 세타 밴드의 양은 증가하고 빠른 알파 범위fast alpha range 밴드의 양은 감소한다. 또한 알파와 베타 주파수 밴드에서 전두두정엽 부위와 전두측두엽 부위 사이의 기능적 연결이 손상됨을 볼 수 있다.

최근에는 뇌파를 이용한 치매 진단 연구들이 활발히 진행되고 있다. 뇌파의 센서와 소스 활성도 및 연결성 그리고 네트워크 분석을 이용한 진단 방법이 가능하다. 물론 충분한 데이터와 분석 기술이 우선적으로 필요하다.

1) QEEG

많은 치매 환자에게서 비정상적인 뇌파 소견이 관찰된다고 알려져 있다. 최근 연구 결과에 따르면 이러한 뇌파 리듬의 변화가 특히 초기 단계의 치매에서 앞으로 1년간의 진행 경과에 대한 민감한 표지자로 보고된다. 뇌파 분석은 빠른 진행이 예견되는 치매 환자들을 발견하는 데 유용하며, 훨씬 더 경제적이고 비침습적인 표지자가 될 수 있다. 수면 뇌파sleep EEG는 치매 환자의 진단에 중요한 정보를 제공해 준다. 정상 노인과 경도의 알츠하이머 치매 환자들의 수면 뇌파를 비교해 보면, 먼저 치매 환자에서 서파 수면의 비율이 감소하게 되고, 수면 시간 동안 반복적으로 그리고 장시간 동안 각성하는 경향이 있고, 그 결과 각성 상태와 1단계 수면 비율이 증가하는 것을 보여 준다.[166]

또한 치매 환자에서는 REM 수면의 양이 감소되어 있는데 이 변화는 주로 질병의 후기 단계에서 볼 수 있다. REM 수면 동안 측두엽temporal lobe의 뇌파 리듬을 분석함으로써 건강한 사람과 치매 환자들을 비교적 정확히 분류한 연구 결과가 있는데, 이것은 뇌파 감속EEG slowing이 각성 뇌파awake EEG에서보다 REM 수면에서 더욱 현저하기 때문이다. 또한 이러한 뇌파 감속은 REM 수면에서 측두두정엽과 전두엽에서 더 두드러지게 나타나지만, 각성 뇌파에서는 전두엽에서 더욱 두드러지는 경향이 있다.

치매의 진행과 뇌파 변화

최근 치매 연구에서 가장 중요한 이슈 중 하나는 어떤 경우에 정상 또는 경도인지장애에서 치매로 진행되는지 여부이다. 최근의 연구들은 몇몇 특정 뇌파 표지자가 치매로의 이행과 관련이 있을 수 있음을 시사한다. 이러한 표지자로는 세타파/감마파 비율의 증가, 그리고 높은 알파파 비율과 빈도의 증가 등이 보고되고 있는데, 이와 관련된 연구를 살펴보면, 경도인지장애에서 치매로 발전된 집단에서 세타파/감마파 비율이 증가하였고, 특히 알츠하이머 치매로 진행된 집단에서는 높은 알파파 비율 또한 증가하였다고 보고하였다.[167]

일반적으로 치매에서의 뇌파 특징 중 하나인 측두엽 영역에서의 서파는 정상 노인의 뇌파에서도 나타날 수 있어서 병리적인 요소와 구분할 필요가 있다. 병리적인 서파와 비교하여 정상적인 노화 과정에서 발생하는 서파의 주요 양상은 배경 활동$_{background\ activity}$을 방해하지 않으며, 알파 리듬의 유의한 비대칭성$_{asymmetry}$을 수반하지 않는다. 리듬의 형태는 일반적으로 둥글고 전압$_{voltage}$은 보통 $60\sim70\mu$보다 더 크다. 또한 정신적 활동을 하거나 눈을 떴을 때$_{eye\ opening}$ 감소하고, 졸음과 과호흡$_{hyperventilation}$ 상태에서 증가하며, 대개 산발적으로 나타나고 연속적으로 길게 나타나지 않는다.

2) ERP

사건 관련 전위$_{ERP}$ 요인 중 P300 잠재기 역시 경도인지장애에서 치매로의 이행을 비교적 유용하게 예측하는 것으로 보인다.[168] 일정 기간(12~24개월)이 지난 후 알츠하이머 치매로 진행된 환자 집단은 다른 집단에 비해 P300 잠재기가 유의미하게 길게 나타났으며, 연구자들은 이를 토대로 정상 집단에서 치매로 이행하는 유용한 예측인자로 P300 잠재기를 제안하였다.

뇌파와 신경심리학적 검사 결과 그리고 심혈관의 과거력cardiovascular history을 총괄하여 분석하게 되면 치매와 경도인지장애의 진단 정확도를 80%에서 92%까지 향상시킬 수 있고, 뇌파는 생각보다 흔한 유병률을 보이는 혈관성 인지손상vascular cognitive impairment을 감지하는 데도 유용할 것이라는 연구 결과들이 있다. 앞으로 보다 체계적인 연구 결과가 필요하지만 이처럼 뇌파는 경도인지장애에서 치매로의 이행 예측에 유용한 정보를 제공할 가능성이 높아 보인다.

11. 양극성장애(조울증)

🧠 양극성장애

일반적으로 조울증이라고 알려진 양극성장애Bipolar disorder는 기분, 에너지, 생각과 행동에 극단적인 변화가 발생하는 마음의 병이다. 조증과 우울증의 양극단 사이에서 기분이 변동하는 특징적인 증상이 수 시간, 수 주 또는 몇 달간 지속되기도 한다. 크게 1형 양극성장애와 2형 양극성장애로 구분된다. 1형 양극성장애의 경우 조증과 심한 우울 상태가 반복되어 나타나며, 2형 양극성장애는 조증보다는 증상이 약한 경조증과 심한 우울증이 반복되어 나타난다. 조증 삽화를 겪는 대부분 사람은 극단적인 에너지의 충만, 기분의 고조에 더하여 소비가 과도하게 증가하거나 성관계에 몰두하는 등 충동적이고, 판단력이 떨어지고, 말이 빨라지며, 과대 사고에 빠져들 수 있다. 경조증의 경우 자세히 관찰하지 않으면 병적인 면을 잘 알 수 없는 기분 항진과 유쾌함, 말이 많이지고 낙관적인 태도 등을 보일 수 있다. 이와 반대로 우울증 상태에 접어들면 일반적으로 정반대의 증상을 보이게 된다. 양극성장애는 만성질환으로 적절한 치료를 받지 않으면 재발 경향이 커지고 증세가 악화되며 일상생활에 심각한 지장을 초래할 수 있으므로 적절한 치료와 조기 개입이 중요하다. 양극성장애의 증상을 경험할 때는 전문가와의 상담을 통해 진단적 평가를 받은 후 약물치료, 면담 치료, 입원 치료 등 적절한 치료를 받는 것이 필요하다.

평상 기분euthymic mood의 양극성장애 환자는 특히 전두엽 및 후두엽 피질에서 정상 대조군보다 높은 동기 유사도Synchronization Likelihood: SL(특정 시간에 하나의 전극이 다른 전극과 동기화되는 강도) 값을 보였다.

Kam[169]의 연구에서는 양극성장애 환자들이 정상 대조군보다 더 감소된 전두 반구 간 EEG 동시성frontal interhemispheric EEG coherence을 보여 주었을 뿐만 아니라, 조현병 환자에 비해서도 반구 간 EEG 동시성intrahemispheric EEG coherence이 감소됨을 보였다.

흥미롭게도, 세타(4~8Hz)와 베타(13~30Hz)의 EEG 동시성에 있어서 양극성장애와 정상 대조군 사이에 눈에 띄는 차이가 나타나지 않았다. 그러나 조현병 환자와 비교했을 때, 양극성장애 환자는 두정엽 영역에서 반구 간 세타 동시성inter-hemispheric theta coherence이 낮았고, 반구 간 베타 1 동시성intrahemispheric beta 1(12~20Hz) coherence이 더 높았다.[169]

특히 반구 간 두정-측두엽 부위intrahemispheric parieto-temporal와 중심 두정부centroparietal 부위에서 더 높은 동시성이 양극성장애 환자들에게 관찰되었다.[169] 더욱이, 알파 EEG 동시성alpha EEG coherence 이상은 조현병 환자뿐만 아니라 활성 단계(조증 및 우울 삽화)의 양극성장애 환자에서도 지속되는 것으로 보인다. 실제로 Oluboka[170]의 연구에서 특히 우측 반구에

서의 반구 간 전두-중심, 전두-측두, 측두-두정부 동시성intra-hemispheric
fronto-central, fronto-temporal and temporo-parietal coherence이 조현병 환자보다 양극성장애 환
자에게서 더 낮게 관찰되었다. 따라서 전체적으로 이러한 발견은 알파
대역에서 진동 커플링oscillatory coupling의 결손이 양극성장애 병리의 현재 상
태를 독립적으로 특징지을 수 있는 소견임을 시사한다.

제시된 결과는 비정상적인 전두-피질 연결성fronto-cortical connectivity이 기분
상태에 걸쳐 양극성장애와 관련될 수 있음을 시사한다. 감정 및 보상
처리, 인지 조절에서 전전두엽 피질의 주요 역할을 고려할 때, 이러한
연결성의 장애는 양극성장애를 특징짓는 감정조절장애, 보상감도 및
인지장애에 기여할 수 있다.[171, 172]

12. 지적발달장애(지적장애)

지적장애

지적장애mental retardation는 신경발달장애의 하나로, 유의하게 낮은 지능과 적응 행동의 심각한 결함이 발달기인 18세 이전에 발현하는 장애이다. 유의하게 낮은 지능이란 대체로 지능지수Intelligence Quotient: IQ 70 이하를 뜻하며, 적응 행동 또는 사회지수Social Quotient: SQ는 개인이 처해 있는 환경과 그 연령에 부과된 개인적 자립성, 사회적 책임에 대처하는 능력을 말한다. 유전, 염색체 이상, 감염, 주산기 저산소증 등의 기질적인 문제 및 부적절한 양육, 불량한 영양 상태, 불안정한 가정환경 등 불리한 환경 조건이 지적장애의 원인이 될 수 있다. 지적장애 환자는 문제 해결 능력, 계획, 추상적 사고, 학업 성취도의 저하를 보이며, 도움 없이는 일상생활을 잘

해내지 못한다. 지적장애 정도에 따른 개개인에게 알맞은 치료 및 교육을 지속해서 받게 된다면 전반적인 삶의 기능이 향상될 수 있다는 것이 최근의 일반적 견해이다. 감정 및 행동 조절에 문제가 있을 때에는 정신과적 약물치료 및 적절한 행동치료, 놀이치료 등이 도움이 된다.

지적장애 아동의 뇌파 이상 발생률이 높음에도 뇌파 소견과 지능 사이에는 직접적인 상관관계를 관찰하지 못하였다.[173] 하지만 이러한 상관의 부재는 연구의 부재를 의미하기도 한다. 즉, 지능과 뇌파의 관계를 정밀하게 연구한 논문은 없다. 지적장애를 가진 몇몇 환자들에게 유발 전위를 임상적으로 적용하려는 시도들이 있어 왔다. 반면에 수면 뇌파 중 REM 수면의 척도가 지적장애 환자의 지적 기능 수준과 정량적으로 관련되어 있을 수 있다. 지적장애 환자에게서 지적 기능 수준은 REM 수면의 비율과 양의 상관관계가 있음을 관찰하였다.[174]

출생 후 몇 개월 동안 신생아기 수면 패턴에서 조직화된 수면 단계로의 전환이 일어난다. 수면방추sleep spindle는 신생아의 경우 초기 2~3개월까지 (각성 상태에서도) 존재하며 각성기 배경 뇌파(3~4Hz)가 두정후두엽에서 약 5개월까지 존재한다. 4~6세부터는 점차 알파파의 활동이 증가하며 진폭은 나이가 들면서 감소하는 경향이 있고 세타파의 활동은 성인보다 더 활발하다. 또한 일반적으로 유발 전위는 발달 과정에 따라 점차 복잡해지고 잠재기가 감소된다. 지적장애 아동에서는 발달이 또래보다 늦거나 멈춰 있기 때문에 앞서와 같이 아동기에 특징적인 뇌파의 변화가 성장한 뒤에도 나타날 수 있다.

　　나이가 들어 감에 따라 각성 상태에서 지배적 뇌파의 주파수가 어떻게 달라지고 또한 이 부분이 정상 지능을 가진 아동과 지적장애 아동에서 어떠한 차이가 있는지 알아보기 위한 연구가 진행되었다. 10세가 지나면 점차 느린 주파수의 비율이 줄어들면서 10Hz의 주파수가 우세하게 되는데, 처음에는 후두엽에서 나타나고 점차 중심부 및 전두엽에서 관찰된다. 지적장애 아동에서는 지배적인 주파수가 10Hz까지 도달하지 못하고 지배적인 주파수의 범위가 다양하게 분포되어 있었다.

13. 자폐스펙트럼장애

 자폐

　　흔히 자폐스펙트럼장애Autism Spectrum Disorder: ASD라고 불리는 자폐는 아동기에 사회적 상호작용의 장애, 언어 및 비언어적 의사소통의 장애, 상동적인 행동 및 관심을 특징으로 하는 뇌 발달장애이다. 대개 3세 이전에 발달상의 차이를 발견할 수 있으며 현재 미국에서는 54명 중 1명이 자폐스펙트럼장애 진단을 받는다. 자폐스펙트럼장애는 복합적인 신경생물학적 원인에 의한 뇌 발달장애로 인해 발생하는 것으로 여겨지며 알려진 단일 원인은 없다. 대체로 평생 지속되며, 아동의 지능과 언어 습득 정도에 따라 예후의 차이는 존재한다. 개인의 나이와 발달 수준, 능력에 따라 개별화된 포괄적 치료가 필요하다.

　　많은 문헌에 자폐에서는 일반 대조군보다 뇌전증epilepsy의 유병률이 높은 것으로 보고된다. 자폐에서 관찰되는 뇌전증은 2~46% 정도로 보고되며, 뇌전증에서 뇌전증양 뇌파_{epileptiform EEG} 이상이 10~72.4% 정도로 보고된다. 뇌전증양 뇌파는 뇌전증에서 흔히 발견되는 특징적인 뇌파로 spikes, sharp waves, spike-and-wave, 그리고 polyspikes를 지칭한다.

　자폐아의 뇌파에서 전전두엽의 강한 델타파가 관찰된다는 보고가 있으며, 정상아에서 보이는 뮤_{mu} 리듬의 좌측 편향이 자폐아에서는 관찰되지 않는다. 뮤 리듬은 Rolandic alpha 혹은 sensory-motor rhythm_{SMR}이라고 불리기도 하며, 흔히 베타파 혹은 감마파와 혼합되어 나타나기도 한다. 뮤 리듬은 신체가 휴식 상태일 때 나타나며, 사람이 움직이거나 움직이려고 의도할 때 감소하는 경향을 보인다. 또한 다른 사람의 움직임을 보거나 움직임을 상상해도 억제된다.

　왼쪽 전두엽 기능은 접근_{approach}, 우측 전두엽 기능은 회피_{avoidance}와 관련된다는 Sutton 등[175]의 이론에 의하면, 왼쪽 뇌 기능의 EEG 활동성 증가세를 보이는 자폐군에서 그렇지 않은 군과 비교하여 자폐증 증상이 덜 심각하였으며 감정의 표현 능력도 높은 것으로 확인되었다. 인기 드라마 〈이상한 변호사 우영우〉에 나오는 우영우의 뇌파를 측정한다면 아마도 좌측 뇌의 활성도가 높은 양상을 보이는 뇌파 양상(예: 델타파, 세타파, 알파파의 감소 및 베타파와 감마파의 증가)이 관찰될 것이다.

　자폐아는 임상발현전 EEG 이상_{subclinical EEG abnormality: SEAs}도 자주 관찰된다. 관찰되는 SEAs는 주로 뇌파의 비대칭성, 서파 경향, 생체전기적 미숙성, 그리고 뇌전증양 뇌파 등이다. SEA는 뇌전증 환자에서 흔히 나타나지만 건강한 집단에서도 1~4% 정도의 빈도로 관찰된다. 뇌전증

양 뇌파 활성이 관찰되는 자폐 아동에서는 흔히 인지기능의 장애가 더
자주 흔하게 발생한다고 보고된다.

14. 아동기 학대

아동기에 받게 되는 학대와 트라우마는 매우 큰 정신적 영향력을 가
지게 된다. WHO 통계에 따르면 모든 성인의 약 4분의 1에서 아동기에
신체적 학대physical abuse의 경향이 존재하며, 특히 남성에서 13명당 1명,
여성에서 5명당 1명꼴로 성적 학대를 경험한다고 한다. 이러한 아동기
학대는 뇌 발달 및 성장에 매우 큰 영향을 미치며, 당연히 뇌파상에서
도 이상 반응을 보이게 된다. 아동기 학대는 충동성과 실행기능의 이
상을 초래하며, 정서적인 불안정성 및 정서 조절의 이상을 야기한다.
이러한 특성은 흔히 경계성 성격장애 또는 조울증적 경향으로 진단되
기도 한다.

아동기 학대 경험자들을 대상으로 정량 뇌파 및 심박변이도를 조사
한 연구를 살펴보면 아동기 학대를 경험한 군은 정서적 변화 및 정서적
취약성을 우선 유발한다. 이러한 정서적 취약성은 뇌파 중 베타 2의 증
가를 초래하고, 이는 다시 심박변이도 LF$_{low frequency}$ 파워(교감신경)의 감소
를 유발한다. 베타파가 부정적인 정서나 걱정과 관련된다는 사실에 근
거해 볼 때 이러한 변화는 환경적 스트레스에 의한 뇌와 심장 간의 상
호작용의 중요성을 다시 한번 증명한 것이다. 또 다른 연구에서도 아동

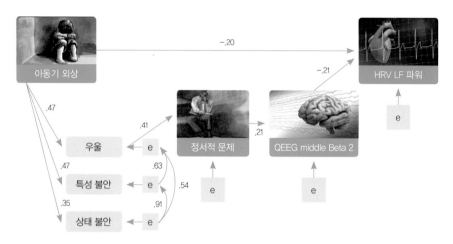

아동기 외상에서 정서적 문제 및 QEEG 베타 2 파워를 포함한 매개체를 사용한 심박수 변동성 (HRV) 저주파(LF) 파워에 이르기까지 포괄적인 모델

© Jin, M. J., Kim, J. S., Kim, S., Hyun, M. H., & Lee, S. H. (2018). An Integrated Model of Emotional Problems, Beta Power of Electroencephalography, and Low Frequency of Heart Rate Variability after Childhood Trauma in a Non-Clinical Sample: A Path Analysis Study. *Frontiers in psychiatry, 8*, 314. https://doi.org/10.3389/fpsyt.2017.00314

기 학대를 많이 경험한 사람에서 델타, 베타 1, 베타 2, 베타 3 그리고 감마파의 증가가 관찰되었으며, 낮은 알파파는 감소함을 관찰하였다. 이러한 고주파 베타파의 증가는 집중력의 저하와 강한 상관을 보였다.[176]

아동기 학대를 받은 사람을 대상으로 Go-Nogo 과제*를 시행하면 성공적인 반응 억제를 반영하는 요소인 Nogo P3의 진폭 크기가 감소되어 있으며, 이러한 Nogo P3의 진폭 크기 감소는 연구 참여자의 아동기 학대 강도와 반비례하는 것으로 관찰되었다.

05

미래의 응용 방향

1. 바이오마커

뇌파를 이용하면 정신질환의 바이오마커를 개발할 수 있다. 바이오마커Biomarker란 질병의 상태, 즉 증상의 심각성이나 질병 여부를 객관적으로 평가할 수 있는 지표이다. 바이오마커는 개인의 질병 상태, 생리학적 상태, 그 질병 특징을 잘 나타내어 준다. 내/외과적인 많은 질병들이 질병 특이적 바이오마커를 가지고 있는 데 반해 정신질환에서는 확증된 바이오마커가 없으며, 이런 바이오마커의 부재가 정신질환 극복의 가장 큰 걸림돌 중의 하나가 되어 왔다. 뇌파를 이용하면 정신질환의 바이오마커를 개발할 수 있을 것으로 기대된다. 이 책에서 언급된 모든 지표도 바이오마커 후보가 될 수 있는데 앞으로는 이보다 더 질병이나 상태를 잘 반영하는 바이오마커가 등장할 것으로 보인다.

뇌파의 센서나 소스 수준에서 각 영역 간의 연결성에 근거해 바이오마커 개발이 유망할 것으로 예상되며, 이러한 분야의 연구들이 이미 상당 부분 진행되고 있다. 특히 이러한 바이오마커가 개발되면 여러 가지 신경정신질환의 치료 전과 후의 변화량이 측정 가능하게 된다. 또한 특정 바이오마커가 존재할 경우 치료가 더 잘 된다든지, 아니면 치료가 더 안 된다든지 하는 치료 반응을 예측할 수 있게 되어 임상적인 활용성이 매우 증가하게 된다. 이렇게 바이오마커를 이용하게 되면 개인 맞춤형으로 손쉽게 활용 가능하게 된다. 특히 뇌파는 비교적 쉽게 측정 가능한 장점이 있어서 특정 바이오마커의 유무에 따라 개인의

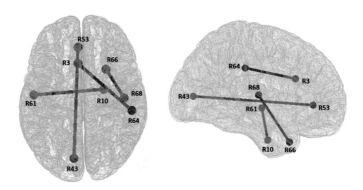

뇌파를 이용한 주파수별 소스분석으로 뇌영역 간 연결성을 그린 그림.
각 영역 간 연결 강도가 바이오마커로 이용 가능함.

치료 옵션이 바뀌는 시대가 곧 도래할 것이다.

2. 뇌지도

뇌파를 이용하면 뇌의 기능적 지도functional map를 그릴 수 있다. 뇌의 어
느 부분의 기능적 연결성이 저하되었는지 혹은 증가되었는지 하는 정
보들을 구할 수 있게 된다. 이러한 뇌지도는 그 유용성이 무궁무진하
다. 특히 개인의 뇌 특성을 반영하여 치료적으로 이용하는 개인 맞춤
형 의료를 실행하는 데 중요한 역할을 할 것으로 기대된다. 뇌지도brain
map는 여러 가지 종류가 있지만 크게 네 가지가 대표적이다. 1) 홀 브레
인 네트워크whole brain network, 2) 집행 기능 네트워크executive functional network, 3) 현
출성 네트워크salient network, 4) 디폴트 모드 네트워크default mode network 등으로
크게 나누어 볼 수 있겠다.

이 분야는 주로 fMRI를 이용한 디폴트 모드 분석으로 연구되어 왔으나 앞으로는 뇌파 분야에서 뇌 기능을 밝혀내는 데 중요하게 사용될 것으로 기대된다.

3. 정신질환의 진단

가까운 미래에 안정 상태의 뇌파만을 이용한 정신질환의 진단이 가능하게 될 것으로 기대된다. 임상 감정인지기능 연구소와 비웨이브㈜에서는 20년 가까운 연구 개발의 결과로 주요 우울증의 안정 상태 뇌파를 이용하고 이를 센서 수준과 소스 수준에서 PSD, connectivity, network 지표들을 각각 분석하고, 이들 지표를 이용한 인공지능기술 기반의 진단 기술을 상용화하려고 한다. 이러한 기술이 곧 상용화되면 의료기기 시장 진출을 목표로 할 것이다. 질병의 진단은 주요 우울증 이외에도 치매, 외상후 스트레스장애, 양극성장애, 공황장애, 자살 임박징후 예측 등 다양한 분야로 확대될 것으로 기대된다. 뇌파만으로도 신경정신과 질환의 진단이 가능한 시대가 열릴 것이다.

용어 설명

Go-Nogo 과제Go-Nogo test: 행동이 개시된 이후 운동기능을 억제하는 인지기능인 억제 조절inhibitory control 능력을 측정하는 테스트이다[예: 홀수가 제시되면 버튼을 누르고(Go), 짝수가 제시되면 멈추는(Nogo) 반응을 유도하는 검사].

뇌간 청각유발전위Brainstem Auditory Evoked Potential: BAEP: 헤드폰을 통해 청각을 자극하여 청신경과 뇌간에서 발생하는 뇌파 유발전위를 기록하는 방법. 어지럼증 검사의 하나로, 주로 뇌간의 병변 유무를 알아내는 데 이용된다.

스트룹 과제Stroop test: 미국의 심리학자인 J. Ridely Stroop 박사가 자신의 이름을 본떠서 명명한 스트룹 과제를 개발하였다. 이 검사는 글자와 그 글자를 이루는 단어의 색깔이 일치하지 않을 때 글자 색을 명확히 말해야 하는 과제로서, 단어가 실제로 어떤 의미인지를 억제하고 단어의 색에만 집중을 요구하는 테스트이다. 예를 들면, 'RED(빨간색)'라는 단어가 파란색으로 인쇄되어 나타났을 때 빨간색이 아닌 파란색을 말

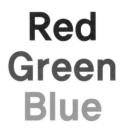

해야 하는 검사이다. 이때 글자의 의미와 인쇄된 색상이 달라 부조화가 일어나게 된다. 이 부조화 때문에 인쇄된 글자의 의미와 인쇄된 색

상이 같을 때보다 정답을 말하는 속도가 더욱 느려지거나 정답률이 감소하는 경향을 스트룹 효과라고 부른다. 스트룹 효과는 현재까지 두 가지 이론으로 설명되고 있다. 하나는 처리 속도 이론speed of processing theory으로, 인간은 색상의 이름보다 단어를 더 빨리 인식, 판독하므로 간섭이 발생한다는 주장이다. 다른 하나는 선택적 주의 이론selective attention theory으로, 단어의 이름보다 색깔의 이름을 말하는 것에 더 많은 인지적 주의력이 필요하므로 간섭이 발생한다는 것이다. 스트룹 과제는 현재 임상 의학에서 선택적 주의에 요구되는 능력과 처리 속도를 평가하기 위해 사용된다.

참고문헌

1 Jardim-Messeder D, Lambert K, Noctor S, Pestana FM, de Castro Leal ME, Bertelsen MF, et al. Dogs Have the Most Neurons, Though Not the Largest Brain: Trade-Off between Body Mass and Number of Neurons in the Cerebral Cortex of Large Carnivoran Species. *Front Neuroanat.* *2017;11*:118.

2 Palmer LM, Stuart GJ. Site of action potential initiation in layer 5 pyramidal neurons. *J Neurosci. 2006;26*(6):1854-63.

3 Sabry J, O'Connor TP, Kirschner MW. Axonal transport of tubulin in Ti1 pioneer neurons in situ. *Neuron. 1995;14*(6):1247-56.

4 Hodgkin AL, Huxley AF. A quantitative description of membrane current and its application to conduction and excitation in nerve. *J Physiol. 1952;117*(4):500-44.

5 Urbanska M, Blazejczyk M, Jaworski J. Molecular basis of dendritic arborization. *Acta Neurobiol Exp (Wars). 2008;68*(2):264-88.

6 Maquet P, Degueldre C, Delfiore G, Aerts J, Peters JM, Luxen A, et al. Functional neuroanatomy of human slow wave sleep. *J Neurosci. 1997;17*(8):2807-12.

7 Buzsaki G. Theta oscillations in the hippocampus. *Neuron. 2002;33*(3):325-40.

8 Pineda JA. The functional significance of mu rhythms: translating "seeing" and "hearing" into "doing". *Brain Res Brain Res Rev. 2005;50*(1):57-68.

9 Baumeister J, Barthel T, Geiss KR, Weiss M. Influence of phosphatidylserine

on cognitive performance and cortical activity after induced stress. *Nutr Neurosci.* *2008;11*(3):103-10.

[10] Baker SN. Oscillatory interactions between sensorimotor cortex and the periphery. *Current Opinion in Neurobiology.* *2007;17*(6):649-55.

[11] Zhang Y, Chen Y, Bressler SL, Ding M. Response preparation and inhibition: the role of the cortical sensorimotor beta rhythm. *Neuroscience.* *2008;156*(1):238-46.

[12] HajiHosseini A, Rodriguez-Fornells A, Marco-Pallares J. The role of beta-gamma oscillations in unexpected rewards processing. *Neuroimage.* *2012;60*(3):1678-85.

[13] McDermott B, Porter E, Hughes D, McGinley B, Lang M, O'Halloran M, et al. Gamma Band Neural Stimulation in Humans and the Promise of a New Modality to Prevent and Treat Alzheimer's Disease. *J Alzheimers Dis.* *2018;65*(2):363-92.

[14] Berger B, Omer S, Minarik T, Sterr A, Sauseng P. Interacting Memory Systems—Does EEG Alpha Activity Respond to Semantic Long-Term Memory Access in a Working Memory Task? *Biology.* *2015;4*(1):1-16.

[15] Bland BH. The physiology and pharmacology of hippocampal formation theta rhythms. *Progress in Neurobiology.* *1986;26*(1):1-54.

[16] Cahn BR, Delorme A, Polich J. Occipital gamma activation during Vipassana meditation. *Cogn Process.* *2010;11*(1):39-56.

[17] Davidson RJ. Anterior electrophysiological asymmetries, emotion, and depression: Conceptual and methodological conundrums. *Psychophysiology.* *1998;35*(5):607-14.

[18] McIntire LK, McKinley RA, Goodyear C, Nelson J. A comparison of the effects of transcranial direct current stimulation and caffeine on vigilance and cognitive performance during extended wakefulness. *Brain Stimul.* *2014;7*(4):499-507.

[19] Sparing R, Dafotakis M, Meister IG, Thirugnanasambandam N, Fink GR. Enhancing language performance with non-invasive brain stimulation-a transcranial direct current stimulation study in healthy humans. *Neuropsychologia.* 2008;46(1):261-8.

[20] Sparing R, Thimm M, Hesse MD, Küst J, Karbe H, Fink GR. Bidirectional alterations of interhemispheric parietal balance by non-invasive cortical stimulation. *Brain.* 2009;132(11):3011-20.

[21] Gladwin TE, den Uyl TE, Fregni FF, Wiers RW. Enhancement of selective attention by tDCS: interaction with interference in a Sternberg task. *Neurosci Lett.* 2012;512(1):33-7.

[22] Moos K, Vossel S, Weidner R, Sparing R, Fink GR. Modulation of top-down control of visual attention by cathodal tDCS over right IPS. *J Neurosci.* 2012;32(46):16360-8.

[23] Vines BW, Schnider NM, Schlaug G. Testing for causality with transcranial direct current stimulation: pitch memory and the left supramarginal gyrus. *Neuroreport.* 2006;17(10):1047-50.

[24] Fregni F, Boggio PS, Nitsche M, Bermpohl F, Antal A, Feredoes E, et al. Anodal transcranial direct current stimulation of prefrontal cortex enhances working memory. *Exp Brain Res.* 2005;166(1):23-30.

[25] Marshall L, Molle M, Hallschmid M, Born J. Transcranial direct current stimulation during sleep improves declarative memory. *J Neurosci.* 2004;24(44):9985-92.

[26] Kincses TZ, Antal A, Nitsche MA, Bártfai O, Paulus W. Facilitation of probabilistic classification learning by transcranial direct current stimulation of the prefrontal cortex in the human. *Neuropsychologia.* 2004;42(1):113-7.

[27] Hill AT, Fitzgerald PB, Hoy KE. Effects of Anodal Transcranial Direct Current Stimulation on Working Memory: A Systematic Review and Meta-

Analysis of Findings From Healthy and Neuropsychiatric Populations. *Brain Stimul.* *2016;9(2):197-208.*

28 Boroojerdi B, Phipps M, Kopylev L, Wharton CM, Cohen LG, Grafman J. Enhancing analogic reasoning with rTMS over the left prefrontal cortex. *Neurology.* *2001;56(4):526-8.*

29 Mottaghy FM, Hungs M, Brügmann M, Sparing R, Boroojerdi B, Foltys H, et al. Facilitation of picture naming after repetitive transcranial magnetic stimulation. *Neurology.* *1999;53(8):1806-.*

30 Moser DJ, Jorge RE, Manes F, Paradiso S, Benjamin ML, Robinson RG. Improved executive functioning following repetitive transcranial magnetic stimulation. *Neurology.* *2002;58(8):1288-90.*

31 Andoh J, Artiges E, Pallier C, Riviere D, Mangin JF, Cachia A, et al. Modulation of language areas with functional MR image-guided magnetic stimulation. *Neuroimage.* *2006;29(2):619-27.*

32 Sparing R, Mottaghy FM, Hungs M, Brügmann M, Foltys H, Huber W, et al. Repetitive Transcranial Magnetic Stimulation Effects on Language Function Depend on the Stimulation Parameters. *Journal of Clinical Neurophysiology.* *2001;18(4):326-30.*

33 Töpper R, Mottaghy FM, Brügmann M, Noth J, Huber W. Facilitation of picture naming by focal transcranial magnetic stimulation of Wernicke's area. *Experimental Brain Research.* *1998;121(4):371-8.*

34 Cappa SF, Sandrini M, Rossini PM, Sosta K, Miniussi C. The role of the left frontal lobe in action naming. *rTMS evidence.* *2002;59(5):720-3.*

35 Hilgetag CC, Théoret H, Pascual-Leone A. Enhanced visual spatial attention ipsilateral to rTMS-induced 'virtual lesions' of human parietal cortex. *Nature Neuroscience.* *2001;4(9):953-7.*

36 Seyal M, Ro T, Rafal R. Increased sensitivity to ipsilateral cutaneous stimuli following transcranial magnetic stimulation of the parietal lobe.

Annals of Neurology. 1995;38(2):264-7.

[37] Walsh V, Ellison A, Battelli L, Cowey A. Task–specific impairments and enhancements induced by magnetic stimulation of human visual area V5. *Proceedings of the Royal Society of London Series B: Biological Sciences.* 1998;265(1395):537-43.

[38] Kirschen MP, Davis-Ratner MS, Jerde TE, Schraedley-Desmond P, Desmond JE. Enhancement of phonological memory following Transcranial Magnetic Stimulation (TMS). *Behavioural Neurology.* 2006;17:187-94.

[39] Luber B, Kinnunen LH, Rakitin BC, Ellsasser R, Stern Y, Lisanby SH. Facilitation of performance in a working memory task with rTMS stimulation of the precuneus: Frequency- and time-dependent effects. *Brain Research.* 2007;1128:120-9.

[40] Köhler S, Paus T, Buckner RL, Milner B. Effects of Left Inferior Prefrontal Stimulation on Episodic Memory Formation: A Two-Stage fMRI-rTMS Study. *Journal of Cognitive Neuroscience.* 2004;16(2):178-88.

[41] Guse B, Falkai P, Wobrock T. Cognitive effects of high-frequency repetitive transcranial magnetic stimulation: a systematic review. *Journal of Neural Transmission.* 2010;117(1):105-22.

[42] Sammler D, Grigutsch M, Fritz T, Koelsch S. Music and emotion: Electrophysiological correlates of the processing of pleasant and unpleasant music. *Psychophysiology.* 2007;44(2):293-304.

[43] Balconi M, Mazza G. Brain oscillations and BIS/BAS (behavioral inhibition/activation system) effects on processing masked emotional cues.: ERS/ERD and coherence measures of alpha band. *International Journal of Psychophysiology.* 2009;74(2):158-65.

[44] Kwang SP, Hyun C, Kuem JL, Jae YL, Kwang OA, Eun JK. Emotion recognition based on the asymmetric left and right activation.

International Journal of Medicine and Medical Sciences. 2011;3(6):201-9.

[45] Hu X, Yu J, Song M, Yu C, Wang F, Sun P, et al. EEG Correlates of Ten Positive Emotions. Front Hum Neurosci. 2017;11:26.

[46] Patalano AL, Lolli SL, Sanislow CA. Gratitude intervention modulates P3 amplitude in a temporal discounting task. International Journal of Psychophysiology. 2018;133:202-10.

[47] Mathewson KE, Gratton G, Fabiani M, Beck DM, Ro T. To See or Not to See: Prestimulus α Phase Predicts Visual Awareness. The Journal of Neuroscience. 2009;29(9):2725-32.

[48] Zhang Y, Lu Y, Wang D, Zhou C, Xu C. Relationship between individual alpha peak frequency and attentional performance in a multiple object tracking task among ice-hockey players. PLOS ONE. 2021;16(5):e0251443.

[49] Richard Clark C, Veltmeyer MD, Hamilton RJ, Simms E, Paul R, Hermens D, et al. Spontaneous alpha peak frequency predicts working memory performance across the age span. International Journal of Psychophysiology. 2004;53(1):1-9.

[50] Ramsay IS, Lynn PA, Schermitzler B, Sponheim SR. Individual alpha peak frequency is slower in schizophrenia and related to deficits in visual perception and cognition. Scientific Reports. 2021;11(1):17852.

[51] 문은옥, 이승환, 김현택. 불안장애에서 정서처리와 관련된 ERP 성분. 생물정신의학. 2012;19(1):21-8.

[52] Kim JS, Kim S, Jung W, Im C-H, Lee S-H. Auditory evoked potential could reflect emotional sensitivity and impulsivity. Scientific Reports. 2016;6(1):37683.

[53] Hegerl U, Juckel G. Intensity dependence of auditory evoked potentials as an indicator of central serotonergic neurotransmission: A new hypothesis. Biological Psychiatry. 1993;33(3):173-87.

54 Goodin DS, Squires KC, Henderson BH, Starr A. Age-related variations in evoked potentials to auditory stimuli in normal human subjects. *Electroencephalography and Clinical Neurophysiology*. 1978;44(4):447-58.

55 POLICH J. Meta-analysis of P300 normative aging studies. *Psychophysiology*. 1996;33(4):334-53.

56 Polich J, Criado JR. Neuropsychology and neuropharmacology of P3a and P3b. *International Journal of Psychophysiology*. 2006;60(2):172-85.

57 Fjell AM, Walhovd KB, Fischl B, Reinvang I. Cognitive function, P3a/P3b brain potentials, and cortical thickness in aging. *Human brain mapping*. 2007;28(11):1098-116.

58 Light GA, Braff DL. Mismatch Negativity Deficits Are Associated With Poor Functioning in Schizophrenia Patients. *Archives of General Psychiatry*. 2005;62(2):127-36.

59 Leiser SC, Dunlop J, Bowlby MR, Devilbiss DM. Aligning strategies for using EEG as a surrogate biomarker: A review of preclinical and clinical research. *Biochemical Pharmacology*. 2011;81(12):1408-21.

60 Boutros NN, Arfken C, Galderisi S, Warrick J, Pratt G, Iacono W. The status of spectral EEG abnormality as a diagnostic test for schizophrenia. *Schizophrenia Research*. 2008;99(1):225-37.

61 Gambini O, Colombo C, Macciardi F, Locatelli M, Calabrese G, Sacchetti E, et al. EEG power spectrum profile and structural CNS characteristics in schizophrenia. *Biological psychiatry*. 1990;27(12):1331-4.

62 Sponheim SR, Clementz BA, Iacono WG, Beiser M. Resting EEG in first-episode and chronic schizophrenia. *Psychophysiology*. 1994;31(1):37-43.

63 Omori M, Koshino Y, Murata T, Murata I, Nishio M, Sakamoto K, et al. Quantitative EEG in never-treated schizophrenic patients. *Biological psychiatry*. 1995;38(5):303-9.

64 Jetha MK, Schmidt LA, Goldberg JO. Resting Frontal EEG Asymmetry

and Shyness and Sociability in Schizophrenia: A Pilot Study of Community-Based Outpatients. *International Journal of Neuroscience.* *2009;119*(6):847-56.

[65] Begić D, Hotujac L, Jokić-Begić N. Quantitative EEG in 'positive' and 'negative' schizophrenia. *Acta Psychiatrica Scandinavica.* *2000;101*(4):307-11.

[66] Lee S-H, Wynn JK, Green MF, Kim H, Lee K-J, Nam M, et al. Quantitative EEG and low resolution electromagnetic tomography (LORETA) imaging of patients with persistent auditory hallucinations. *Schizophrenia Research.* *2006;83*(2):111-9.

[67] Adler LE, Pachtman E, Franks RD, Pecevich M, Waldo MC, Freedman R. Neurophysiological evidence for a defect in neuronal mechanisms involved in sensory gating in schizophrenia. *Biological psychiatry.* *1982.*

[68] McGhie A, Chapman J. Disorders of attention and perception in early schizophrenia. *British Journal of Medical Psychology.* *1961;34*(2):103-16.

[69] Sánchez-Morla E, García-Jiménez M, Barabash A, Martínez-Vizcaíno V, Mena J, Cabranes-Díaz J, et al. P50 sensory gating deficit is a common marker of vulnerability to bipolar disorder and schizophrenia. *Acta Psychiatrica Scandinavica.* *2008;117*(4):313-8.

[70] Vlcek P, Bob P, Raboch J. Sensory disturbances, inhibitory deficits, and the P50 wave in schizophrenia. *Neuropsychiatric disease and treatment.* *2014;10*:1309.

[71] Freedman R, Adler LE, Waldo MC, Pachtman E, Franks RD. Neurophysiological evidence for a defect in inhibitory pathways in schizophrenia: comparison of medicated and drug-free patients. *Biological psychiatry.* *1983.*

[72] Freedman R, Adler LE, Gerhardt GA, Waldo M, Baker N, Rose GM, et al. Neurobiological studies of sensory gating in schizophrenia.

Schizophrenia bulletin. 1987;13(4):669-78.

73 Nagamoto HT, Adler LE, Waldo MC, Freedman R. Sensory gating in schizophrenics and normal controls: effects of changing stimulation interval. *Biological psychiatry. 1989;25*(5):549-61.

74 Braff DL, Grillon C, Geyer MA. Gating and habituation of the startle reflex in schizophrenic patients. *Archives of general psychiatry. 1992;49*(3):206-15.

75 Yee CM, Williams TJ, White PM, Nuechterlein KH, Ames D, Subotnik KL. Attentional modulation of the P50 suppression deficit in recent-onset and chronic schizophrenia. *Journal of abnormal psychology. 2010;119*(1):31.

76 Bramon E, Rabe-Hesketh S, Sham P, Murray RM, Frangou S. Meta-analysis of the P300 and P50 waveforms in schizophrenia. *Schizophrenia research. 2004;70*(2-3):315-29.

77 O'donnell BF, McCarley RW, Potts GF, Salisbury DF, Nestor PG, Hirayasu Y, et al. Identification of neural circuits underlying P300 abnormalities in schizophrenia. *Psychophysiology. 1999;36*(3):388-98.

78 Wang J, Hirayasu Y, Hiramatsu K-I, Hokama H, Miyazato H, Ogura C. Increased rate of P300 latency prolongation with age in drug-naive and first episode schizophrenia. *Clinical neurophysiology. 2003;114*(11):2029-35.

79 Kim D-W, Shim M, Kim J-I, Im C-H, Lee S-H. Source activation of P300 correlates with negative symptom severity in patients with schizophrenia. *Brain topography. 2014;27*(2):307-17.

80 임용수, 이승환, 홍석인. 정신분열병 환자에서 생물학적 지표로서 N100, P300 과 정량화뇌파의 적용. 대한정신약물학회지. 2010;21(2):78-86.

81 Bramon E, Shaikh M, Broome M, Lappin J, Bergé D, Day F, et al. Abnormal P300 in people with high risk of developing psychosis. *Neuroimage. 2008;41*(2):553-60.

82   Özgürdal S, Gudlowski Y, Witthaus H, Kawohl W, Uhl I, Hauser M, et al. Reduction of auditory event-related P300 amplitude in subjects with at-risk mental state for schizophrenia. *Schizophrenia research. 2008;105*(1-3):272-8.

83   Näätänen R, Paavilainen P, Rinne T, Alho K. The mismatch negativity (MMN) in basic research of central auditory processing: a review. *Clinical neurophysiology. 2007;118*(12):2544-90.

84   Winkler I. Interpreting the mismatch negativity. *Journal of psychophysiology. 2007;21*(3-4):147.

85   Duncan CC, Barry RJ, Connolly JF, Fischer C, Michie PT, Näätänen R, et al. Event-related potentials in clinical research: guidelines for eliciting, recording, and quantifying mismatch negativity, P300, and N400. *Clinical Neurophysiology. 2009;120*(11):1883-908.

86   Ruusuvirta T, Huotilainen M, Fellman V, Näätänen R. Numerical discrimination in newborn infants as revealed by event-related potentials to tone sequences. *European Journal of Neuroscience. 2009;30*(8):1620-4.

87   Ilvonen T-M, Kujala T, Tervaniemi M, Salonen O, Näätänen R, Pekkonen E. The processing of sound duration after left hemisphere stroke: event-related potential and behavioral evidence. *Psychophysiology. 2001;38*(4):622-8.

88   Ilvonen T, Kujala T, Kozou H, Kiesiläinen A, Salonen O, Alku P, et al. The processing of speech and non-speech sounds in aphasic patients as reflected by the mismatch negativity (MMN). *Neuroscience letters. 2004;366*(3):235-40.

89   Fischer C, Morlet D, Bouchet P, Luaute J, Jourdan C, Salord F. Mismatch negativity and late auditory evoked potentials in comatose patients. *Clinical neurophysiology. 1999;110*(9):1601-10.

90   Kane NM, Butler SR, Simpson T. Coma outcome prediction using

event-related potentials: P3 and mismatch negativity. *Audiology and Neurotology. 2000;5(3-4):186-91.*

91 Fischer C, Luauté J. Evoked potentials for the prediction of vegetative state in the acute stage of coma. *Neuropsychological rehabilitation. 2005;15(3-4):372-80.*

92 Wijnen V, Van Boxtel G, Eilander H, De Gelder B. Mismatch negativity predicts recovery from the vegetative state. *Clinical neurophysiology. 2007;118(3):597-605.*

93 Escera C, Grau C. Short-term replicability of the mismatch negativity. *Electroencephalography and Clinical Neurophysiology/Evoked Potentials Section. 1996;100(6):549-54.*

94 Tervaniemi M, Kujala A, Alho K, Virtanen J, Ilmoniemi RJ, Näätänen R. Functional Specialization of the Human Auditory Cortex in Processing Phonetic and Musical Sounds: A Magnetoencephalographic (MEG) Study. *NeuroImage. 1999;9(3):330-6.*

95 Escera C, Yago E, Polo MD, Grau C. The individual replicability of mismatch negativity at short and long inter-stimulus intervals. *Clinical Neurophysiology. 2000;111(3):546-51.*

96 Kim S, Jeon H, Jang K-I, Kim Y-W, Im C-H, Lee S-H. Mismatch Negativity and Cortical Thickness in Patients With Schizophrenia and Bipolar Disorder. *Schizophrenia Bulletin. 2018;45(2):425-35.*

97 Kiang M, Braff DL, Sprock J, Light GA. The relationship between preattentive sensory processing deficits and age in schizophrenia patients. *Clinical Neurophysiology. 2009;120(11):1949-57.*

98 Wynn JK, Sugar C, Horan WP, Kern R, Green MF. Mismatch Negativity, Social Cognition, and Functioning in Schizophrenia Patients. *Biological Psychiatry. 2010;67(10):940-7.*

99 Bodatsch M, Ruhrmann S, Wagner M, Müller R, Schultze-Lutter F,

Frommann I, et al. Prediction of Psychosis by Mismatch Negativity. *Biological Psychiatry*. 2011;69(10):959-66.

[100] Shaikh M, Valmaggia L, Broome MR, Dutt A, Lappin J, Day F, et al. Reduced mismatch negativity predates the onset of psychosis. *Schizophrenia Research*. 2012;134(1):42-8.

[101] Higuchi Y, Seo T, Miyanishi T, Kawasaki Y, Suzuki M, Sumiyoshi T. Mismatch Negativity and P3a/Reorienting Complex in Subjects with Schizophrenia or At-Risk Mental State. *Frontiers in Behavioral Neuroscience*. 2014;8.

[102] Laton J, Van Schependom J, Gielen J, Decoster J, Moons T, De Keyser J, et al. Single-subject classification of schizophrenia patients based on a combination of oddball and mismatch evoked potential paradigms. *Journal of the Neurological Sciences*. 2014;347(1):262-7.

[103] Linka T, Müller BW, Bender S, Sartory G. The intensity dependence of the auditory evoked N1 component as a predictor of reponse to Citalopram treatment in patients with major depression. *Neuroscience Letters*. 2004;367(3):375-8.

[104] Linka T, Müller BW, Bender S, Sartory G, Gastpar M. The Intensity Dependence of Auditory Evoked ERP Components Predicts Responsiveness to Reboxetine Treatment in Major Depression. *Pharmacopsychiatry*. 2005;38(03):139-43.

[105] Hensch T, Wargelius H-L, Herold U, Lesch K-P, Oreland L, Brocke B. Further Evidence for an Association of 5-HTTLPR with Intensity Dependence of Auditory-Evoked Potentials. *Neuropsychopharmacology*. 2006;31(9):2047-54.

[106] Gudlowski Y, Özgürdal S, Witthaus H, Gallinat J, Hauser M, Winter C, et al. Serotonergic dysfunction in the prodromal, first-episode and chronic course of schizophrenia as assessed by the loudness dependence of

auditory evoked activity. *Schizophrenia Research*. 2009;109(1):141-7.

[107] Park Y-M, Lee S-H, Kim S, Bae S-M. The loudness dependence of the auditory evoked potential (LDAEP) in schizophrenia, bipolar disorder, major depressive disorder, anxiety disorder, and healthy controls. *Progress in Neuro-Psychopharmacology and Biological Psychiatry*. 2010;34(2):313-6.

[108] Park Y-M, Jung E, Kim HS, Hahn SW, Lee S-H. Differences in central serotoninergic transmission among patients with recent onset, sub-chronic, and chronic schizophrenia as assessed by the loudness dependence of auditory evoked potentials. *Schizophrenia Research*. 2015;168(1):180-4.

[109] Juckel G. Serotonin: From sensory processing to schizophrenia using an electrophysiological method. *Behavioural Brain Research*. 2015;277:121-4.

[110] Woolley DW, Shaw E. A Biochemical And Pharmacological Suggestion About Certain Mental Disorders. *Proceedings of the National Academy of Sciences*. 1954;40(4):228-31.

[111] van Veelen NM, Kahn RS. Dopamine, serotonin, and schizophrenia. *Adv Neurol*. 1999;80:425-9.

[112] Elton TC Ngan, MD, F.R.C.P.C. ,, Lakshmi N. Yatham, M.D. ,, Thomas J. Ruth, Ph.D. , and, Peter F. Liddle, B.M.B.Ch., Ph.D., F.R.C.P.C. Decreased Serotonin 2A Receptor Densities in Neuroleptic-Naive Patients With Schizophrenia: A PET Study Using [18F]Setoperone. *American Journal of Psychiatry*. 2000;157(6):1016-8.

[113] Eastwood SL, Burnet PWJ, Gittins R, Baker K, Harrison PJ. Expression of serotonin 5-HT2A receptors in the human cerebellum and alterations in schizophrenia. *Synapse*. 2001;42(2):104-14.

[114] Kidmose P, Looney D, Jochumsen L, Mandic DP, editors. Ear-EEG from generic earpieces: A feasibility study. 2013 35th Annual International

Conference of the IEEE Engineering in Medicine and Biology Society (EMBC); 2013 3-7 July 2013.

[115] Rass O, Krishnan G, Brenner CA, Hetrick WP, Merrill CC, Shekhar A, et al. Auditory steady state response in bipolar disorder: relation to clinical state, cognitive performance, medication status, and substance disorders. Bipolar Disorders. 2010;12(8):793-803.

[116] Javitt DC, Sweet RA. Auditory dysfunction in schizophrenia: integrating clinical and basic features. Nature Reviews Neuroscience. 2015;16(9):535-50.

[117] Maran M, Grent-'t-Jong T, Uhlhaas PJ. Electrophysiological insights into connectivity anomalies in schizophrenia: a systematic review. Neuropsychiatric Electrophysiology. 2016;2(1):6.

[118] Thuné H, Recasens M, Uhlhaas PJ. The 40-Hz Auditory Steady-State Response in Patients With Schizophrenia: A Meta-analysis. JAMA Psychiatry. 2016;73(11):1145-53.

[119] Leicht G, Andreou C, Polomac N, Lanig C, Schöttle D, Lambert M, et al. Reduced auditory evoked gamma band response and cognitive processing deficits in first episode schizophrenia. The World Journal of Biological Psychiatry. 2015;16(6):387-97.

[120] Puvvada KC, Summerfelt A, Du X, Krishna N, Kochunov P, Rowland LM, et al. Delta Vs Gamma Auditory Steady State Synchrony in Schizophrenia. Schizophrenia Bulletin. 2017;44(2):378-87.

[121] Kim S, Jang S-K, Kim D-W, Shim M, Kim Y-W, Im C-H, et al. Cortical volume and 40-Hz auditory-steady-state responses in patients with schizophrenia and healthy controls. NeuroImage: Clinical. 2019;22:101732.

[122] Hong LE, Summerfelt A, McMahon R, Adami H, Francis G, Elliott A, et al. Evoked gamma band synchronization and the liability for schizophrenia.

Schizophrenia Research. 2004;70(2):293-302.

[123] Hall M-H, Taylor G, Sham P, Schulze K, Rijsdijk F, Picchioni M, et al. The Early Auditory Gamma-Band Response Is Heritable and a Putative Endophenotype of Schizophrenia. *Schizophrenia Bulletin.* 2009;37(4):778-87.

[124] Rass O, Forsyth JK, Krishnan GP, Hetrick WP, Klaunig MJ, Breier A, et al. Auditory steady state response in the schizophrenia, first-degree relatives, and schizotypal personality disorder. *Schizophrenia Research.* 2012;136(1):143-9.

[125] McNally JM, McCarley RW. Gamma band oscillations: a key to understanding schizophrenia symptoms and neural circuit abnormalities. *Current Opinion in Psychiatry.* 2016;29(3):202-10.

[126] Steullet P, Cabungcal JH, Monin A, Dwir D, O'Donnell P, Cuenod M, et al. Redox dysregulation, neuroinflammation, and NMDA receptor hypofunction: A "central hub" in schizophrenia pathophysiology? *Schizophrenia Research.* 2016;176(1):41-51.

[127] Cohen SM, Tsien RW, Goff DC, Halassa MM. The impact of NMDA receptor hypofunction on GABAergic neurons in the pathophysiology of schizophrenia. *Schizophrenia Research.* 2015;167(1):98-107.

[128] Hall M-H, Chen C-Y, Cohen BM, Spencer KM, Levy DL, Öngür D, et al. Genomewide association analyses of electrophysiological endophenotypes for schizophrenia and psychotic bipolar disorders: A preliminary report. *American Journal of Medical Genetics Part B: Neuropsychiatric Genetics.* 2015;168(3):151-61.

[129] Bolaños M, Bernat EM, He B, Aviyente S. A weighted small world network measure for assessing functional connectivity. *Journal of Neuroscience Methods.* 2013;212(1):133-42.

[130] Collin G, Scholtens LH, Kahn RS, Hillegers MHJ, van den Heuvel MP.

Affected Anatomical Rich Club and Structural-Functional Coupling in Youn Offspring of Schizophrenia and Bipolar Disorder Patients. *Biol Psychiatry*. 2017;82(10):746-755. doi:10.1016/j.biopsych.2017.06.013

[131] Liu Q, Ganzetti M, Wenderoth N, Mantini D. Detecting Large-Scale Brain Networks Using EEG: Impact of Electrode Density, Head Modeling and Source Localization. *Frontiers in Neuroinformatics*. 2018;12.

[132] Micheloyannis S. Graph-based network analysis in schizophrenia. *World J Psychiatry*. 2012;2(1):1-12.

[133] Shim M, Kim D-W, Lee S-H, Im C-H. Disruptions in small-world cortical functional connectivity network during an auditory oddball paradigm task in patients with schizophrenia. *Schizophrenia Research*. 2014;156(2):197-203.

[134] Strelets VB, Novototsky-Vlasov VY, Golikova JV. Cortical connectivity in high frequency beta-rhythm in schizophrenics with positive and negative symptoms. *International Journal of Psychophysiology*. 2002;44(2):101-15.

[135] Yin Z, Li J, Zhang Y, Ren A, Von Meneen KM, Huang L. Functional brain network analysis of schizophrenic patients with positive and negative syndrome based on mutual information of EEG time series. *Biomedical Signal Processing and Control*. 2017;31:331-8.

[136] Tenke CE, Kayser J, Manna CG, et al. Current source density measures of electroencephalographic alpha predict antidepressant treatment response. *Biol Psychiatry*. 2011;70(4):388-94. doi:10.1016/j.biopsych.2011.02.016

[137] Jaworska N, Blondeau C, Tessier P, et al. Examining relations between alpha power as well as anterior cingulate cortex-localized theta activity and response to single or dual antidepressant pharmacotherapies. *J Psychopharmacol*. 2014;28(6):587-95. doi:10.1177/0269881114523862

[138] Wang Y, Fang YR, Chen XS, et al. A follow-up study on features of

sensory gating P50 in treatment-resistant depression patients. *Chin Med J (Engl)*. *2009;122*(24):2956-2960.

[139] Hutchison AK, Hunter SK, Wagner BD, Calvin EA, Zerbe GO, Ross RG. Diminished Infant P50 Sensory Gating Predicts Increased 40-Month-Old Attention, Anxiety/Depression, and Externalizing Symptoms. *J Atten Disord*. *2017;21*(3):209-18. doi:10.1177/1087054713488824

[140] Jaworska N, De Somma E, Blondeau C, et al. Auditory P3 in antidepressant pharmacotherapy treatment responders, non-responders and controls. *Eur Neuropsychopharmacol*. *2013;23*(11):1561-1569. doi:10.1016/j.euroneuro.2013.03.003

[141] He W, Chai H, Zheng L, et al. Mismatch negativity in treatment-resistant depression and borderline personality disorder. *Prog Neuropsychopharmacol Biol Psychiatry*. *2010;34*(2):366-371. doi:10.1016/j.pnpbp.2009.12.021

[142] Juckel G, Pogarell O, Augustin H, et al. Differential prediction of first clinical response to serotonergic and noradrenergic antidepressants using the loudness dependence of auditory evoked potentials in patients with major depressive disorder. *J Clin Psychiatry*. *2007;68*(8):1206-1212. doi:10.4088/jcp.v68n0806

[143] Kim DH, Park YM. The association between suicidality and serotonergic dysfunction in depressed patients. *J Affect Disord*. *2013;148*(1):72-76. doi:10.1016/j.jad.2012.11.051

[144] Lee SH, Park YC, Yoon S, Kim JI, Hahn SW. Clinical implications of loudness dependence of auditory evoked potentials in patients with atypical depression. *Prog Neuropsychopharmacol Biol Psychiatry*. *2014;54*:7-12. doi:10.1016/j.pnpbp.2014.05.010

[145] Park YM, Lee SH, Kim S, Bae SM. The loudness dependence of the auditory evoked potential (LDAEP) in schizophrenia, bipolar disorder,

major depressive disorder, anxiety disorder, and healthy controls. *Prog Neuropsychopharmacol Biol Psychiatry.* 2010;34(2):313-316. doi:10.1016/j.pnpbp.2009.12.004

[146] Metzger LJ, Paige SR, Carson MA, et al. PTSD arousal and depression symptoms associated with increased right-sided parietal EEG asymmetry. *J Abnorm Psychol.* 2004;113(2):324-329. doi:10.1037/0021-843X.113.2.324

[147] Morgan CA 3rd, Grillon C. Abnormal mismatch negativity in women with sexual assault-related posttraumatic stress disorder. *Biol Psychiatry.* 1999;45(7):827-832. doi:10.1016/s0006-3223(98)00194-2

[148] Felmingham KL, Bryant RA, Kendall C, Gordon E. Event-related potential dysfunction in posttraumatic stress disorder: the role of numbing. *Psychiatry Res.* 2002;109(2):171-179. doi:10.1016/s0165-1781(02)00003-3

[149] Gjini K, Boutros NN, Haddad L, et al. Evoked potential correlates of post-traumatic stress disorder in refugees with history of exposure to torture. *J Psychiatr Res.* 2013;47(10):1492-1498. doi:10.1016/j.jpsychires.2013.06.007

[150] Shu IW, Onton JA, O'Connell RM, Simmons AN, Matthews SC. Combat veterans with comorbid PTSD and mild TBI exhibit a greater inhibitory processing ERP from the dorsal anterior cingulate cortex. *Psychiatry Res.* 2014;224(1):58-66. doi:10.1016/j.pscychresns.2014.07.010

[151] Araki T, Kasai K, Yamasue H, et al. Association between lower P300 amplitude and smaller anterior cingulate cortex volume in patients with posttraumatic stress disorder: a study of victims of Tokyo subway sarin attack. *Neuroimage.* 2005;25(1):43-50. doi:10.1016/j.neuroimage.2004.11.039

[152] Davidson RJ, Marshall JR, Tomarken AJ, Henriques JB. While a phobic waits: regional brain electrical and autonomic activity in social phobics

during anticipation of public speaking. *Biol Psychiatry. 2000;47*(2):85–95. doi:10.1016/s0006-3223(99)00222-x

[153] Campbell MJ, Schmidt LA, Santesso DL, Van Ameringen M, Mancini CL, Oakman JM. Behavioral and psychophysiological characteristics of children of parents with social phobia: a pilot study. *Int J Neurosci. 2007;117*(5):605-616. doi:10.1080/00207450600773780

[154] Kolassa IT, Buchmann A, Lauche R, et al. Spider phobics more easily see a spider in morphed schematic pictures. *Behav Brain Funct. 2007;3*:59. Published 2007 Nov 19. doi:10.1186/1744-9081-3-59

[155] Kolassa I-T, Musial F, Kolassa S, Miltner WHR. Event-related potentials when identifying or color-naming threatening schematic stimuli in spider phobic and non-phobic individuals. *BMC Psychiatry. 2006;6*(1):38.

[156] Buodo G, Sarlo M, Codispoti M, Palomba D. Event-related potentials and visual avoidance in blood phobics: is there any attentional bias? *Depression and Anxiety. 2006;23*(5):304-11.

[157] Dubrovsky B, Solyom L, Barbas H. Characteristics of the contingent negative variation in patients suffering from specific phobias. *Biol Psychiatry. 1978;13*(5):531-540.

[158] Carvalho MR, Velasques BB, Cagy M, et al. Electroencephalographic findings in panic disorder. *Trends Psychiatry Psychother. 2013;35*(4):238-251. doi:10.1590/2237-6089-2013-0012

[159] Pauli P, Amrhein C, Mühlberger A, Dengler W, Wiedemann G. Electrocortical evidence for an early abnormal processing of panic-related words in panic disorder patients. *International Journal of Psychophysiology. 2005;57*(1):33-41.

[160] Suetsugi M, Mizuki Y, Ushijima I, et al. Appearance of frontal midline theta activity in patients with generalized anxiety disorder. *Neuropsychobiology. 2000;41*(2):108-112. doi:10.1159/000026641

[161] Oathes DJ, Ray WJ, Yamasaki AS, et al. Worry, generalized anxiety disorder, and emotion: evidence from the EEG gamma band. *Biol Psychol.* 2008;79(2):165-170. doi:10.1016/j.biopsycho.2008.04.005

[162] Desarkar P, Sinha VK, Jagadheesan K, Nizamie SH. Subcortical functioning in obsessive-compulsive disorder: An exploratory EEG coherence study. *The World Journal of Biological Psychiatry.* 2007;8(3):196-200.

[163] Kim MS, Kim YY, Yoo SY, Kwon JS. Electrophysiological correlates of behavioral response inhibition in patients with obsessive-compulsive disorder. *Depress Anxiety.* 2007;24(1):22-31. doi:10.1002/da.20195

[164] Clarke AR, Barry RJ, McCarthy R, Selikowitz M. EEG-defined subtypes of children with attention-deficit/hyperactivity disorder. *Clin Neurophysiol.* 2001;112(11):2098-2105. doi:10.1016/s1388-2457(01)00668-x

[165] Kim JS, Lee SH, Park G, et al. Clinical implications of quantitative electroencephalography and current source density in patients with Alzheimer's disease. *Brain Topogr.* 2012;25(4):461-474. doi:10.1007/s10548-012-0234-1

[166] Zhang Y, Ren R, Yang L, et al. Sleep in Alzheimer's disease: a systematic review and meta-analysis of polysomnographic findings. *Transl Psychiatry.* 2022;12(1):136. Published 2022 Apr 1. doi:10.1038/s41398-022-01897-y

[167] Hamilton CA, Schumacher J, Matthews F, et al. Slowing on quantitative EEG is associated with transition to dementia in mild cognitive impairment. *Int Psychogeriatr.* 2021;33(12):1321-1325. doi:10.1017/S1041610221001083

[168] Gironell A, García-Sánchez C, Estévez-González A, Boltes A, Kulisevsky J. Usefulness of P300 in Subjective Memory Complaints: A Prospective Study. *Journal of Clinical Neurophysiology.* 2005;22(4):279-84.

[169] Kam JWY, Bolbecker AR, O'Donnell BF, Hetrick WP, Brenner CA. Resting state EEG power and coherence abnormalities in bipolar disorder and

schizophrenia. *Journal of Psychiatric Research.* 2013;47(12):1893-901.

[170] Oluboka O, Stewart S, Sharma V, Mazmanian D, Persad E. Preliminary Assessment of Intrahemispheric QEEG Measures in Bipolar Mood Disorders. *The Canadian Journal of Psychiatry.* 2002;47(4):368-74.

[171] Mary L. Phillips MD, Holly A. Swartz, MD. A Critical Appraisal of Neuroimaging Studies of Bipolar Disorder: Toward a New Conceptualization of Underlying Neural Circuitry and a Road Map for Future Research. *American Journal of Psychiatry.* 2014;171(8):829-43.

[172] Chase HW, Phillips ML. Elucidating Neural Network Functional Connectivity Abnormalities in Bipolar Disorder: Toward a Harmonized Methodological Approach. *Biological Psychiatry: Cognitive Neuroscience and Neuroimaging.* 2016;1(3):288-98.

[173] Ellingson RJ. Relationship between EEG and test intelligence: A commentary. *Psychological Bulletin.* 1966;65(2):91-8.

[174] Feinberg I. Eye Movement Activity during Sleep and Intellectual Function in Mental Retardation. *Science.* 1968;159(3820):1256-.

[175] Sutton SK, Burnette CP, Mundy PC, Meyer J, Vaughan A, Sanders C, et al. Resting cortical brain activity and social behavior in higher functioning children with autism. *Journal of Child Psychology and Psychiatry.* 2005;46(2):211-22.

[176] Jin MJ, Kim JS, Kim S, Hyun MH, Lee SH. An Integrated Model of Emotional Problems, Beta Power of Electroencephalography, and Low Frequency of Heart Rate Variability after Childhood Trauma in a Non-Clinical Sample: A Path Analysis Study. *Front Psychiatry.* 2018;8:314. Published 2018 Jan 22. doi:10.3389/fpsyt.2017.00314

[177] Kim YW, Kim S, Shim M, et al. Riemannian classifier enhances the accuracy of machine-learning-based diagnosis of PTSD using resting EEG. *Prog Neuropsychopharmacol Biol Psychiatry.* 2020;102:109960.

doi:10.1016/j.pnpbp.2020.109960

[178] Kim JY, Lee HS, Lee SH. EEG Source Network for the Diagnosis of Schizophrenia and the Identification of Subtypes Based on Symptom Severity-A Machine Learning Approach. *J Clin Med.* *2020;9*(12):3934. Published 2020 Dec 4. doi:10.3390/jcm9123934

[179] Shim M, Im CH, Kim YW, Lee SH. Altered cortical functional network in major depressive disorder: A resting-state electroencephalogram study. *Neuroimage Clin.* *2018;19*:1000-1007. Published 2018 Jun 12. doi:10.1016/j.nicl.2018.06.012

[180] Park Y, Jung W, Kim S, Jeon H, Lee SH. Frontal Alpha Asymmetry Correlates with Suicidal Behavior in Major Depressive Disorder. *Clin Psychopharmacol Neurosci.* *2019;17*(3):377-387. doi:10.9758/cpn.2019.17.3.377

찾아보기

인명

Berger, H. 3
Davidson 36

비웨이브㈜ 133

내용

1차 청각 피질 77
40Hz ASSR 64, 79

action potential 16
ADHD 115
alpha attenuation 35
alpha EEG coherence 122
anxiety 54
approach motivation 36
Asanas 32
ASD(Autism Spectrum Disorder) 125
ASSR(Auditory Steady-State Response) 79

asymmetry 23
attentional bias 102
auditory gating 72
auditory hallucinations 71
auditory oddball task 56
auditory paired-click 72
awake EEG 119
axon 14
Axon hillock 14
axonal pathology 117
axoplasmic transport 14

background activity 120
BAEP(Brainstem Auditory Evoked Potential) 108
behavioral activation 36
behavioral inhibition 36
betweenness centrality 82
bipolar disorder 121
brain fog 30
brain map 132
brain stimulation 39

cholinergic deficits 117
closeness centrality 82
clustering coefficient 82
CNV(Contingent Negative Variation) 100
coherence 23
coherence measures 113
co-modulation 23
conditioned stimulus 72
connectivity 133
connectivity analysis 23
consolidation 32

correlation 23
cortical theta rhythms 27
coupling 23
cross-frequency 23

default mode network 132
degree of network 82
dementia 117
dendrite 14
dendritic spine 14
depolarization 16
depression 54
dissociation 95

edge 82
EEG slowing 119
EEG-complexity change 117
eigenvector centrality 82
emotional 54
emotional stroop task 100
enhanced processing 102
EP(Evoked Potential) 51

epilepsy 125

epileptic activity 118

epileptiform EEG 126

episodic memory 35, 41

EPN(Early Posterior Negativity) 52, 115

EPSPs(Excitatory Post-Synaptic Potentials)
  17

ERN(Error Related Negativity) 61

ERP(Event-Related Potential) 51, 55

event-related potential 23

executive functional network 132

feed-forward 29

Fourier transform 23

frontal alpha asymmetry 35

frontal interhemispheric EEG coherence
  122

frontal midline theta activity 110

fronto-cortical connectivity 123

functional disconnections 117

functional map 132

GABA 58, 81

GAD(Generalized Anxiety Disorder) 110

gamma band synchronization 38

global efficiency 82

Go−Nogo 과제 114

gray matter 17

hippocampal theta rhythm 27

hyperarousal pattern 116

hyperpolarization 16

hypoarousal pattern 116

IAPF 45

IDAEP 77

Individual alpha peak frequency 45

interneuron 64

intrahemispheric EEG coherence 122

IPSPs(Inhibitory Post-Synaptic
  Potentials) 17

IQ(Intelligence Quotient) 123

LDAEP(Loudness Dependence Auditory
  Evoked Potential) 53, 77

LPP(Late Positive Potential) 51, 52

magnitude synchrony 23
major depressive disorder 84
maturational lag pattern 116
mental retardation 123
mild cognitive impairment 116
mindful breathing 32
mindful stretching 32
mindfulness 32
mindfulness meditation training 35
mindlessness 33
MMN(Mismatch Negativity) 58
Mood lability 54
mTBI(mild Traumatic Brain Injury) 96
mu wave 28

N1 52
N100 51
N170 51, 52
N2 52
N250 51

N300 52
N400 51
negative emotion 36
network analysis 23
network 지표 133
NMDA 81
NMDA 길항제 79
node 82
nonlinear analysis 23
novelty oddball task 56

OCD(Obsessive Compulsive Disorder) 112
oscillatory coupling 123

P1 52
P2 52
P3 51, 52
P50 51
P100 51
P300 51, 55
P300 잠재기 120

P300a(P3a) 55

P300b(P3b) 55

pain threshold 54

panic disorder 106

parvalbumin 81

pathological worry 111

Pe(Error Positivity) 61

phase lag 23

phase synchrony 23

physical abuse 127

polyspikes 126

positive emotion 36

post-synaptic potential 16

power spectrum 23

PPI(Prepulse Inhibition) 108

Pranayama 32

precision medicine 25

preclinical stage 118

primary auditory cortex 77

processing bias 102

PSD(Power Spectrum Density) 26, 133

pseudodementia 118

PTSD(Posttraumatic Stress Disorder) 92, 93

pyramidal neuron 14

QEEG 85

QEEG cordance 85

recognition 38

relative power 30

REM 밀도 111

REM 수면 28

REM 수면 강화 111

REM 잠재기 111

resting EEG 110

reticular formation 27

Rolandic alpha 126

rTMS(repetitive TMS) 40

rumination 111

S1 72

S2 72

salient network 132

schizophrenia 69

sensory gating 86

sensory processing 54

sensory-motor reflex response 51

sharp waves 126

skin conductance 53, 54

SL(Synchronization Likelihood) 122

sleep EEG 119

sleep spindle 124

small world network 82

SMR(Sensory-Motor Rhythm) 126

social anxiety disorder 98

social functioning 58

social phobia 98

somatization 53, 54

somatosensory cortex 29

source activity analysis 23

specific phobia 104

spike-and-wave 126

spikes 126

spine 14

SSRI에 치료 반응성 90

SSQ(Social Quotient) 123

startle reflex 110

suprachiasmatic nucleus 27

tDCS(Transcranial Direct Current Stimulation) 39

test stimulus 72

thalamus 27

TMS(Transcranial Magnetic Stimulation) 39

transcendence 32

vigilance 39

wavelet transform 23

white matter 17

whole brain network 132

withdrawal motivation 36

가성치매 118

가시 14

각성 25, 28

각성 뇌파 119

각성고조형 116

각성도 30

각성저하형 116

감각 관문 86

감각 관문 결핍 73

감각 운동 반사 반응 51

감마 밴드 동기화 38

감마파 29

감사 42

강박 사고 112

강박 행동 112

강박장애 112

강박증 112

강화된 정보 처리 102

개인 맞춤형 의학 25, 108

거미공포증 104

격려 42

경계 39

경계성 성격장애 127

경도인지장애 116

경두개 자기 자극 39

경두개 직류 자극 37, 39

경로 길이 82

경외 42

경증 외상성 뇌손상 96

고위 인지기능 51

고유 벡터 중심성 82

고주파 40

공포 반응 104

공황장애 106

공황장애 97, 107

과도한 불안 25

과부하 현상 72

과분극 16

관문 기능의 결함 72

광장공포증 109

그래프 이론 82

극도의 명상 상태 34

근육 수축 활동 29

글로벌 효율성 82

글루타메이트 58

긍정 정서 36, 41

기능적 단절

기능적 연결성 83
기능적 지도
기쁨 42
기억 32
기억의 응고화 32
긴장 25
긴장 상태 25
긴장감 25
깊은 수면상태 25

낮은 베타파 28
낮은 알파파 36
네트워크의 차수 82
노블티 오드볼 과제 56
놀람 반사 110
높은 베타파 28
뇌 13
뇌 신경 네트워크 82, 83
뇌 자극술 39
뇌간 청각유발전위 108
뇌긴장 25
뇌전증 125

뇌전증 활동 118
뇌전증양 뇌파 126
뇌지도 132
뇌파 13
뇌파 감속 119
뇌파 복합성의 변화 117
뇌파 신호원 수준의 네트워크 분석 84
뉴런 13
느긋함 25

델타파 26
도파민 58
동기 유사도 122
동물 공포 104
동시성 측정법 113
디지털 전환 4
디폴트 모드 네트워크 132

루이소체 치매 117
리치 클럽 82

마음 챙김 33

마음 챙김 명상 훈련 35
망상체 27
멜랑콜리아−비멜랑콜리아 우울증 91
명상 32
명상의 초보 단계 34
무대 공포 98
무의식 25
뮤 리듬 126
뮤파 28

바이오마커 75, 131
반구 간 EEG 동시성 122
반구 간 베타 1 동시성 122
반구 간 세타 동시성 122
반추 111
발달지연형 116
배경 활동 120
백색 소음 71
백질 17
범불안장애 110
베타파 28
변이 자극 55

병적 우려 111
부정 정서 36
부정적인 정서 41
브레인포그 30
비정형 우울증 91
비침습적인 표지자 119
비현실감 107

사건 유발 전위 51, 55
사건 유발 전위 55
사랑 42
사이 뉴런 64
사이 중심성 82
사회 적응 능력 66
사회공포증 98
사회불안장애 98
사회적 기능 58
사회지수 123
상기 38
상대 파워 30
선 82
선행자극억제 108

성적 학대 127

성폭행 95

세로토닌 58

세로토닌 대사물 90

세로토닌 활성 53

세로토닌 활성도 78

세타파 27

소리세기의존 사건 유발 전위 53

소리세기의존 청각 유발 전위 77

수면 뇌파 119

수면방추 124

수반음성변동 100

수상돌기 14

수상돌기 가시 14

스트룹 과제 100

슬픔 42

시교차상 핵 27

시냅스 15

시냅스 틈새 15

시냅스 후 시냅스 16

시냅스 후 전위 16

시상 27

시험 자극 72

신경가소성 29

신경세포 13

신체 감각의 예민성 53

신체적 학대 127

신체화 53

실수 61, 111

알츠하이머 치매 117

알파 1 36

알파 2 36

알파 EEG 동시성 122

알파 감쇄 35

알파 피크 주파수 45

알파파 27

양극성장애 121

양성 증상 71

억제성 시냅스 후 전위 17

언어 유창성 41

에러 관련 음성 전위 115

연접 13

영감 42

예기 불안 106
예민성 52
오드볼 과제 109
오드볼 패러다임 55
온라인 TMS 40
외상후 스트레스장애 92
우울증의 아형 91
우울증의 아형 구별 88
운동 피질 28
위상 잠김 80
유발 전위 51
음성 증상 71, 78
의식 활동 25
이완 상태 27
이인증 107
이인화 95
인접 중심성 82
인지적 부담 38
인지적 유연성 41
인지적인 능력 66
인지행동치료 106
일화 기억 35, 41

자부심 42
자살 90
자살 시도자 90
자살 예측 88, 91
자아초월 32
자폐 125
자폐스펙트럼장애 125
작업 기억 40, 41
작은 세상 네트워크 82
재경험 92, 95
재미 42
재인 38
전두 반구 간 EEG 동시성 122
전두부 세타파 32
전두엽 알파 비대칭 35
전두정중 세타파 활동 110
전두측두엽 치매 117
전두-피질 연결성 123
전임상 단계 118
전주의 기능 58
절대 파워 30
점 82

접근(탐색) 동기 36

정량화 뇌파 23, 24

정보 지각 처리 능력 66

정보 처리 편향 102

정서적 안정과 예민성 66

정서적 예민성 53

정형−비정형 우울증 91

조건화 자극 72

조울증 121

조현병 46, 69

조화 42, 44

졸림 32

졸음 30

좌법 32

주변 상황 인식 25

주요 우울증 84

주의 편향 102

주의력 결핍 과잉행동장애 115

주파수 밴드별 파워 26

중추 세로토닌 활성 77

지각 25, 63

지능 46

지능 검사 46

지능지수 123

지속적인 주의 39

지적장애 123

진동 커플링 123

집중 38

집중력과 작업 기억 66

집착 112

집행 기능 네트워크 132

집행기능 41

청각 관문 72

청각 오드볼 과제 56

청각 이중 클릭 패러다임 72

청각지속반응 79

체성감각피질 29

초월 명상 34

초월 상태 33

최면 25

축삭 14

축삭 소구 14

축삭 원형질 수송 14

축삭의 길이 14
축삭의 병리 117
치료 반응성 예측 88, 90
치료 저항성 91
치료 저항성 우울증 환자 89
치매 117

콜린성 결핍 117
쾌활함 42
클러스터링 지수 82

탈분극 16
통증 53
통증 역치 53
트라우마 127
특정공포증 104

파브알부민을 함유하는 뉴런 81
파워 스펙트럼 23
파킨슨병 치매 117
평상 기분 122
평온 25, 42, 44

평화로움 42
표준 자극 55
피드포워드 29
피라미드 뉴런 14
피부 전도도 53
피질-기저핵-시상-피질 루프(CBGTC
    루프) 29
피질의 세타 리듬 27

학대 127
해마의 세타 리듬 27
행동 억제 36
행동 활성 36
행복 42
현출성 네트워크 132
혈관성 치매 117
호흡 제어 32
홀 브레인 네트워크 132
환청 71
활동 전위 16
회백질 17
회피 행동 106

회피(위축) 동기 36
휴지기 뇌파 110
흥미 42

흥분성 시냅스 후 전위 17
희망 42

저자 소개

이승환(Lee, Seung-Hwan)

　고려대학교에서 의과대학을 졸업하고 의학박사 학위를 취득하였다. UCLA Neuropsychiatric Institute에서 교환교수로 있었으며, 현재 인제대학교 일산 백병원 정신건강의학과 교수이자 임상감정인지기능연구소의 소장이다. 국제 학술지인 『Brain Topography, Scientific Report』의 editorial board로 있으며, 국내 SCIE 학술지인 『Clinical Psychiatry and Neuroscience』에서 부편집위원장을 역임하고 있다. 또한 대한불안의학회, 대한조현병학회 그리고 대한정신약물학회 등에서 활동하고 있다. 뇌파, fMRI, 유전자 등을 이용하여 조현병, 우울증, 외상후 스트레스장애를 포함한 정신질환의 감별진단 및 치료 등에 대한 연구를 활발하게 진행하고 있다. 그동안의 연구 결과를 바탕으로 디지털 헬스케어 컴퍼니 비웨이브를 창업하여 대표이사로 일하고 있다.

뇌파를 알면 사람이 보인다
−뇌파를 이용한 정신건강 평가와 진단의 디지털 전환−

EEG and Human Mind

2023년 2월 20일 1판 1쇄 인쇄
2023년 2월 25일 1판 1쇄 발행

지은이 • 이승환
펴낸이 • 김진환
펴낸곳 • (주)학지사

　　　　04031 서울특별시 마포구 양화로 15길 20 마인드월드빌딩
대표전화 • 02-330-5114　팩스 • 02-324-2345
등록번호 • 제313-2006-000265호

홈페이지 • http://www.hakjisa.co.kr
페이스북 • https://www.facebook.com/hakjisabook

ISBN 978-89-997-2858-7　93510

정가 16,000원

출판미디어기업 **학지사**
간호보건의학출판 **학지사메디컬** www.hakjisamd.co.kr
심리검사연구소 **인싸이트** www.inpsyt.co.kr
학술논문서비스 **뉴논문** www.newnonmun.com
교육연수원 **카운피아** www.counpia.com